LA MAGIE
DE L'ÉPREUVE

Catalogage avant publication de Bibliothèque et Archives nationales du Québec et Bibliothèque et Archives Canada

Drouin, Suzanne, 1952-

Magie de l'épreuve : acceptons-la pour l'apprivoiser et grandir

(Collection Santé bien-être)

ISBN 978-2-89726-185-6

1. Cancer - Traitement. 2. Médecine holistique. I. Titre. II. Collection : Collection Santé bien-être.

RC271.H53D76 2015   616.99'406   C2014-942671-2

Pour l'aide à la réalisation de son programme éditorial, l'éditeur remercie la Société de Développement des Entreprises Culturelles (SODEC), le Programme de crédit d'impôt pour l'édition de livres - gestion SODEC.
L'éditeur remercie également le Gouvernement du Canada pour son aide en regard du programme du Fonds du livre du Canada.

SODEC
Québec ⊞⊟

Marcel Broquet Éditeur
351, chemin Lac Millette, Saint-Sauveur (Québec) Canada J0R 1R6
Téléphone : 450 744-1236
marcel@marcelbroquet.com
www.marcelbroquet.com

Création de la couverture et mise en page : Alejandro Natan
Révision : Lorraine Longtin

Photo de la couverture : www.shuterstock.com

Distribution :
Messageries ADP* 2315, rue de la Province, Longueuil (Québec), Canada J4G 1G4
Tél. : 450 640-1237 - Téléc. : 450 674-6237
www.messageries-adp.com
* filiale du Groupe Sogides inc.
  filiale du Groupe Livre Quebecor Media inc.

Distribution pour la France et le Benelux :
DNM Distribution du Nouveau Monde
30, rue Gay-Lussac, 75005, Paris
Tél. : 01 42 54 50 24 Fax : 01 43 54 39 15
Librairie du Québec
30, rue Gay-Lussac, 75005, Paris
Tél. : 01 43 54 49 02
www.librairieduquebec.fr

Distribution pour la Suisse :
Diffusion Transat SA
Case postale 3625
CH-1211 Genève 3
Tél. : 41 22 342 77 40
Fax : 41 22 343 46 46
transat@transatdiffusion.ch

Pour tous les autres pays :
Marcel Broquet Éditeur
351, chemin Lac Millette, Saint-Sauveur
(Québec) Canada J0R 1R6
Téléphone : 450 744-1236
marcel@marcelbroquet.com
www.marcelbroquet.com

Diffusion – Promotion :
r.pipar@phoenix3alliance.com

Dépôt légal : 1er trimestre 2015
Bibliothèque et Archives du Québec
Bibliothèque et Archives Canada
Bibliothèque nationale de France

SUZANNE DROUIN

LA MAGIE
DE L'ÉPREUVE

Acceptons-la pour l'apprivoiser et grandir

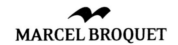

MARCEL BROQUET

Je désire rendre hommage ici à la Vie, à la maladie, aux blessures, aux souffrances. Ces événements nous font grandir, nous rapprochent de notre profondeur la plus secrète : notre mine d'or.

Que de douleurs pour découvrir ce trésor, sans compter les embûches pour s'y rendre.

Nous pouvons nous demander si ça en vaut la peine. En espérant que ce témoignage vous apportera des réponses. C'est la grâce que je vous souhaite.

Remerciements

Je veux exprimer ma gratitude à…

- tous mes aidants naturels et professionnels pour leur soutien si précieux au cours de mon épreuve;
- mes amis(es) de m'avoir toujours aidée et encouragée; j'ai senti et ressenti leur amour;
- ma famille pour avoir veillé sur moi et prié pour moi; quel bel amour j'ai reçu!
- mon mentor, l'écrivaine Marilou Brousseau : sa patience et son talent m'ont permis de concrétiser l'écriture de ce livre;
- mes collaboratrices pour leur savoir dans la deuxième partie du livre : Rosy D'Élia, Eva Gold, Luce Desgagné, Sophie Merle, Micheline Cossette, Cécile Allemand, Marilou Brousseau;
- et merci à la Vie de m'amener là où je dois aller pour remplir ma mission sur cette terre.

TABLE DES MATIÈRES

INTRODUCTION

Je n'ai pas eu envie d'écrire ce livre. Il m'a choisie.

La forme se veut spontanée, inspirée; le contenu, plein de réflexions.

Quelles que soient notre vie, notre condition, notre situation, nous avons tous besoin de nous questionner pour nous transformer, nous amener d'un point à l'autre. Des interrogations apportant parfois des réponses, suscitant souvent d'autres questions, mais toujours en apprenant d'elles, en nous renouvelant pour revenir à soi. N'est-ce pas là le but ultime d'une vie?

Partie 1 : L'élan

Guides spirituels

Tout a débuté dans la vingtaine lorsque ma vie professionnelle amorçait une étape plutôt ardue. Je touchais à la politique : des jeux de coulisse, des échecs et mat, des calculs stratégiques. Ce n'était pas moi et ce n'était pas pour moi. Tout cela m'affectait.

Durant tout ce temps, j'avais une grande amie, Miriam, jeune femme de cœur, intuitive et spirituelle. On s'amusait beaucoup et on se voyait souvent. Lors de moments difficiles, une de nos activités habituelles était de nous rencontrer après notre journée de travail et de prier ensemble. Nous posions régulièrement des questions à nos guides spirituels.

> **Guide spirituel**
>
> *Un guide spirituel est un esprit qui nous accompagne et nous conseille tout le long de notre vie terrestre. Il nous guide, nous protège, nous envoie des messages. On les appelle Anges gardiens, Êtres de Lumière ou Guides de Lumière. Ce sont des « Entités divines » du monde invisible.*

Nos guides nous apportaient des réponses claires. Pour ma part, ils venaient à ma rescousse. Je retrouvais la paix et la sérénité. Contrairement à ce que je vivais dans le milieu politique, grâce à eux, je conservais mon intégrité et mon authenticité. Mes guides, ou si vous préférez, mes anges, m'ont permis de rester moi-même durant cette période exigeante.

Vers l'âge de trente-huit ans, j'ai de nouveau expérimenté ce genre de communications, cette fois-ci, avec des êtres invisibles ayant passé dans l'au-delà. Je me retrouvai l'intermédiaire entre ma colocataire, Astride, et sa mère décédée. Astride avait eu une enfance extrêmement difficile et elle en voulait à sa mère qui, selon elle, en était la cause. Ce qu'elle me racontait au sujet de sa famille était très touchant. Je me sentais objective devant sa situation. Un soir, pour l'aider, je lui ai offert de prier avec elle et d'invoquer sa mère. Ce fut un moment révélateur, car il nous a permis de découvrir jusqu'à quel point cette dernière ne pouvait connaître « le repos » sans le pardon de sa fille.

J'ai connu plusieurs interventions de ce genre, entre autres le soir du décès de mon père. Une grande fébrilité régnait dans notre maison. Il est mort chez nous entouré de la majorité de ses enfants. La plus âgée de mes nièces, Linda, se sentait quelque peu perturbée. Assise dans la véranda, parlant de mortalité, elle me confia sa grande confiance en mon frère Guy, décédé plusieurs années auparavant. Je ne me souviens pas comment nous en sommes venues à parler de communication avec l'au-delà. Je lui ai proposé d'être un canal entre elle et lui. Elle accepta et, durant la séance, obtint ses réponses. Linda m'a même assurée avoir entendu le timbre de voix de mon frère.

Canal
Personne ayant des aptitudes à recevoir et transmettre des messages d'« Entités divines » à d'autres individus.

Voici un autre exemple bien particulier. Mon frère Denis s'est éteint paisiblement dans une institution psychiatrique où il séjournait depuis cinquante ans. Le soir de sa mort, j'étais dans mon salon et l'ombre de sa personne passa comme une brise légère. J'ai alors su qu'il nous avait quittés. Je suis restée assise sur le sofa toute la nuit. Je n'ai pas dormi. Une énergie puissante habitait la place.

Non seulement je crois que l'on peut communiquer avec des êtres spirituels, mais je sais que des gens sont capables de voir les esprits. Cela m'est arrivé une fois, en pleine nuit, dans ma chambre. Je vivais à ce moment-là dans un immeuble d'habitation. Nuit d'Halloween. Gens excités. Je dormais d'un sommeil profond. Dans le corridor, quelqu'un lança un cri tellement strident que je me suis réveillée d'un coup. Je les ai alors vus près du plafond, trois esprits immobiles, d'apparence masculine : un être âgé et deux autres plus jeunes. Les trois me regardaient, tandis que moi je les fixais, stupéfaite. Puis j'aperçus, assis au bout de mon lit, un esprit féminin. Elle tenait un enfant d'environ deux ans sur ses genoux. L'enfant me tendait les bras. Il voulait venir à moi. L'esprit l'a retenu en lui disant avec douceur : « On ne dérange pas les humains. »

Me déranger ? J'étais sidérée. Cet événement a duré une fraction de seconde. Je tenais mes couvertures à la hauteur de mon menton. Je ne bougeais pas d'un iota. Je retenais mon souffle. Immédiatement, je me suis demandé si j'étais bel et bien éveillée; eh oui, c'était bien réel!

Cela fait-il de moi quelqu'un de spécial? d'étrange? Je l'ignore. Ai-je un don? Je ne le sais pas plus. Si oui, devrais-je le développer et comment? Voilà une grande question directement liée à ma mission sur cette terre. Comment la remplir alors qu'hier je ne la connaissais pas? J'ai demandé si souvent à la Vie de m'éclairer. Elle a bien répondu à mes requêtes. Cependant j'aurais dû ajouter : « S'il vous plaît, sans souffrances! » À l'âge de soixante ans, je me suis trouvée au point de départ de ma mission. Il a fallu beaucoup d'embûches pour le comprendre, comme celles vécues par des personnalités telles Martin Gray, le Dalaï-Lama et… mon ami cubain. Des souffrances terribles endurées au cours de leur vie. Je pense aussi à Jean-Marc, mon autre frère. Accidenté et handicapé à l'âge de dix-huit ans, il a vécu tant de douleurs physiques et morales pour arriver à saisir ce pour quoi il est venu sur terre.

Est-ce à dire qu'il faut souffrir pour vivre sa mission et rencontrer la partie sacrée en soi? Oui. Ça me désole qu'il en soit ainsi. Suis-je fataliste? Est-ce une valeur ou une croyance transmise durant mon enfance?

Aujourd'hui, lorsque je côtoie mon frère, je sais qu'il a trouvé sa mission. C'est tellement évident. La JOIE rayonne en lui et autour de lui. Quoi qu'il arrive dans sa vie, il est heureux. Pour lui, tout représente un cadeau. « On se laisse faire par Dieu, me dit-il souvent. On n'a rien à faire, Suzanne, on n'a qu'à Le laisser faire. Tout alors devient facile. » Mon frère est la candeur et la sincérité mêmes. Il vit dans la beauté et la gratitude.

> **Mission**
>
> La mission consiste à accomplir le pourquoi de notre venue sur terre : notre « Projet de Vie ». Lorsque nous sommes dans notre mission, nous rencontrons notre nature divine.
>
> Quand nous sommes dans notre nature divine, nous sommes dans notre mission.

Pour ma part, il va sans dire que j'ai souffert pour me rapprocher de ma nature divine. J'ai eu à affronter plusieurs défis. Durant toute ma vie, j'ai constamment demandé qu'on me guide, qu'on me montre le chemin vers ma mission. Pourquoi n'est-ce pas survenu plus tôt? Certains m'ont dit : « Tu n'étais pas prête. » Ils avaient raison, d'une certaine façon. J'y vois cependant autre chose. Mon esprit et mes actions n'étaient pas toujours alignés sur ce désir de mon cœur et de mon âme. J'aurais peut-être pu vivre ma mission bien avant aujourd'hui si mon ego, mes peurs, mes désirs, mes rêves n'étaient pas venus entraver mon grand *Projet de Vie.*

D'une certaine façon, je vivais quelques contradictions. Mon cœur et mon âme d'un côté, ma tête, ma volonté et mon esprit de l'autre. Ce n'est pas pour rien que l'analyse de mes énergies a souvent révélé des conflits. J'ai une tête forte, je ne suis pas du genre à lâcher prise. Mes idées et mes yeux sont clairs. Je sais ce que je veux et je pose des gestes concrets pour y parvenir. Courageuse, persévérante, travaillante : voilà les qualités qui m'habitent. J'ai dû surmonter plusieurs obstacles pour faire fi de la part de mon mental et des limites qu'il dressait devant moi, m'abandonnant à la Vie à l'instar de mon frère Jean-Marc : me laisser faire.

Bien sûr, la vie est différente pour tout un chacun. Certains ne sont pas préoccupés par leur mission sur terre, même si souvent ils l'accomplissent à leur insu. Certains ne se posent pas de questions à ce sujet. C'est ainsi. À chacun sa vie, à chacun ses recherches, à chacun sa quête.

La mienne, ma quête, a basculé le jour où j'ai appris que j'étais atteinte du cancer. Bien avant mon diagnostic, Rosy, médium, avait « vu » cette affliction en moi. Je la connaissais depuis trois ans. Elle m'avait aidée à balancer mes chakras. Deux fois, dans les mois précédents, lors de séances de méditation, elle m'avait mentionné : « *Suzanne, tu penses que tu es en santé, mais tu ne l'es pas.* »

Médium

Personne capable de communiquer avec l'au-delà.

Je me disais qu'elle se trompait sûrement. S'il y avait une personne en santé, c'était bien moi. Pour mon entourage, je paraissais dix ans de moins que mon âge. J'étais en grande forme physique; j'allais au centre sportif deux ou trois fois par semaine, et ce, depuis l'âge de vingt-cinq ans. J'étais particulièrement fière de mon corps bien musclé. Partiellement végétarienne, je brossais mes fruits et légumes pour enlever les pesticides; je prenais rarement de l'alcool; je n'avais aucune dépendance. Selon moi, tout allait bien. J'avais un développement spirituel intense. Je prenais soin de mon âme. Mon esprit était clair et je travaillais toujours à bien gérer mes émotions.

Alors, pourquoi Rosy me disait-elle cela ?

La deuxième fois qu'elle me l'a dit, j'ai consulté mon médecin. C'était d'ailleurs le moment de mon examen annuel. « Hum ! me dit-il après avoir examiné mes seins. Je préférerais que vous passiez une échographie et une biopsie. »

Premier diagnostic, 23 décembre 2011 : négatif ;
Deuxième diagnostic, juin 2012 : positif ;
Résultat : CANCER DU SEIN.

La première fois, le cancer n'avait pas été localisé. Comme quoi, une erreur peut toujours se glisser… Si j'avais demandé sur le champ à Rosy ce qu'elle voyait, m'aurait-elle répondu : « Cancer » ? Je ne le saurai jamais.

Heureusement, le cancer, grade 1, a été détecté dès le début, donc pris à temps. Tout de même, il s'agissait d'un cancer. Qu'il soit gradé 1, 2 ou 4, c'est le même choc à absorber, les mêmes peurs, les mêmes souffrances, la même maladie.

Le germe du cancer

Le cancer est-il une maladie ? Est-ce une condition ? Selon le dictionnaire Larousse :

maladie	=	avoir mal à …;
condition	=	état d'une personne.

Aussi, en anglais, maladie = *disease* = *not at ease* (pas confortable).

Quel mal y a-t-il dans le cancer ? Quel malaise se cache dans les profondeurs de mon cancer ?

Tout l'être doit guérir. Non seulement le corps, mais l'âme et l'esprit ont besoin de recouvrer la santé. La guérison du corps seul demeure impossible. Elle ne peut s'avérer complète sans saisir le mal sous-jacent, sinon ce mal surgira ailleurs. Un autre cancer ? Une autre maladie ? Le corps essaiera de se défendre, de s'exprimer.

La maladie se terrait-elle dans mon cœur, mon âme, mon esprit, mes émotions ?

Ai-je conçu la maladie comme on conçoit un enfant ? Combien de temps cela prend-il pour qu'elle émerge de moi ? Comment ai-je fertilisé la terre, ma terre, pour donner naissance à ce concept, cette réalité qu'est la maladie ?

De toute évidence, mon « terreau » était fertile pour l'accueillir et même la nourrir. Une maladie, ça ne se déclare pas du jour au lendemain. J'ai planté sa graine, je l'ai arrosée, elle a même poussé sans lumière et elle s'est développée. Je ne la voulais pas. Pourquoi aurais-je cultivé quelque chose que je ne désirais pas.

Je souris. Je connais la réponse. Mais comment l'exprimer pour qu'elle soit comprise dans toute sa profondeur ? Comment la dire pour qu'elle ne soit pas interprétée à tort ?

Je pense que pour vivre ce chapitre de ma vie, il me fallait toute ma spiritualité et l'aide de mes guides.

Par-delà les religions, les croyances, les valeurs, il y a le « UN », ce « centre de soi ». Cet espace s'avère notre plein d'or. Je pars de là, comme d'ailleurs nous partons tous vers des ailleurs, et comme le saumon, nous revenons tous à la source. Mon « UN », c'est mon centre, mon point sacré, la synthèse de mon être, le tout.

> « UN »
> *Synthèse de soi. Centre de soi. Source divine.*
> *Réalité unifiée de nous-mêmes. Nature divine en nous.*

Nous voulons toujours retourner au « UN », consciemment ou inconsciemment. De différentes façons, chacun à sa manière, en son temps. En ce qui me concerne, la maladie m'y a poussée directement.

Ce « UN », cette perfection sous-entendue de tout être, je la voulais. Ne voulons-nous pas nous épanouir en tant qu'être humain, réussir notre vie sur tous les plans ? Nous cherchons à réaliser les projets que nous avons en tête. Certains, même, se concentrent sur leurs rêves les plus fous pour arriver à ce « UN »…

Y en a-t-il qui atteignent ce « UN » sans embûches, facilement ? Je ne le crois pas. Ce « UN », je pense, je m'en suis approchée avec grandes difficultés et avec plusieurs peurs. Mon esprit et ma psyché ont-ils besoin d'être guéris ? Pourtant, je n'ai jamais senti mon esprit malade, et mon entourage non plus. On me dit positive, enthousiaste envers la vie, quelquefois même idéaliste. Je vais de l'avant, confiante, chargée d'énergie.

Mon âme requiert-elle une guérison ? Je suis croyante. J'ai confiance. J'ai la foi. Mon côté spirituel s'est beaucoup développé au cours de mes deux années d'études à l'école spirituelle Rudolf Steiner.

Alors, qu'est-ce qui cloche pour que germe en moi le cancer ?

Seraient-ce le stress intense et mes modestes revenus ? L'instabilité et l'insécurité à tous points de vue ? Je suis consultante en marketing et en commercialisation. Employée autonome depuis plus de six ans, ce n'est pas facile de repartir à zéro. J'avais vécu deux ans aux États-Unis et seize en Ontario avant de revenir à Montréal. Ce fut un virage à 180 degrés. Est-ce là la raison de l'émergence de mon cancer ? À moins que le bruit et l'odeur de la ville en furent les causes… Pourtant, j'avais même acheté un nébuliseur d'air. Il me permet encore aujourd'hui de respirer un air pur et vivifiant. J'ai toujours eu des habitudes de vie saines : je ne bois pas, ne fume pas, ne brûle pas la chandelle par les deux bouts. Je suis sage et fais une bonne vie. Même ma mère approuverait… Elle me connaît bien, moi, la treizième d'une famille de quatorze enfants.

Dans la même veine, ma vie fut remplie de voyages, d'aventures de toutes sortes, de recherches sur moi, sur le monde et sur les autres. Aujourd'hui, je réfléchis toujours sur l'amour, les relations hommes femmes et familiales. Comme ma famille élargie compte cent quarante personnes, ce n'est tout de même pas négligeable comme terrain d'expériences!

Il me semble avoir tout réglé, à tous les points de vue, excepté… ma vie professionnelle. Est-ce d'un intérêt particulier dans ce livre? Je pense que oui pour une simple raison : vivre l'insécurité, l'instabilité professionnelle pendant plusieurs années n'est pas une sinécure et peut causer des dommages. Assez pour développer un cancer? Je l'ignore.

Pourtant… pourtant… pourtant…

Quel est ce stress qui se manifeste dans la région de l'estomac au niveau des seins? Ce contrôle dans mes bras, dans mes mains? J'ai toujours bien négocié avec le stress, même si cela ne l'a pas empêché d'accomplir son œuvre.

Il y a aussi les pensées, les émotions. C'est moi qui ai créé cette anarchie de mes cellules. Personne d'autre ne l'a fait pour moi. Cette « bibitte » en moi, je l'ai créée. Elle est née en moi. Je l'ai conçue.

Toute maladie est complexe; aucune n'est plus mystérieuse qu'une autre. Celle-ci touche aussi l'âme. Alors, mon âme était-elle malade? Avait-elle besoin de guérir? Mon esprit avait-il besoin de ce second éveil? Mes émotions étaient-elles négatives à ce point?

Ouf! C'est dur de penser à tout ce qui peut être un manque dans ma vie et à ses conséquences. C'est dur à voir, à accepter.

C'est de réaliser non pas seulement mes lacunes, mais aussi mes faiblesses. Cela me donne une bonne leçon d'humilité.

Et mon ego dans tout ça ? Quelle part joue-t-il là-dedans ?

Quand je regarde en arrière, je suis estomaquée par tout ce que j'avais pourtant accompli pour rester en forme. Il y a plusieurs années, j'ai commencé les exercices de Donna Eden consistant, entre autres, à désengorger les seins. Hum ! Je me suis demandé si inconsciemment je m'étais préparée à affronter le cancer du sein. Bien sûr. JE SAVAIS qu'il était là, inconsciemment.

Un autre signe : il y a un an, je suis devenue allergique au lait de soya et au tofu, moi qui en consommais depuis au moins quinze ans ! Certains disent que le soya et le tofu sont liés à l'émergence du cancer du sein, en raison de leur taux d'œstrogène. Dans les cas de cancer du sein, sur base hormonale, tel était mon cas, l'œstrogène ne doit pas se localiser dans les seins. Hum ! Pour cela aussi, il était un peu tard pour moi. Informations contradictoires, pour le moins : prendre ou ne pas prendre du soya ? On me l'avait conseillé comme moyen de prévention avant ma ménopause. Quelle agréable ménopause j'ai vécue ! À peine quelques bouffées de chaleur pendant un an. À part cette manifestation, rien d'autre.

Ma diète n'est pas entièrement bio ; c'est trop onéreux. Par contre, je ne consomme aucun aliment transformé ni aucune viande rouge. Je préfère le poulet, le poisson, le riz et les légumes. Je mange seulement des fruits au petit-déjeuner. Je maintiens mon poids santé. Le cancer aurait dû passer loin de moi.

Les gens que je connais, même mon médecin, me disaient que s'il y avait une personne en santé, c'était bien moi. Ils étaient tous surpris du diagnostic. Cela me renvoie à la cause du cancer. Dans mon cas, il ne s'agissait sûrement pas de la nourriture.

Est-ce que la vie est tracée d'avance? Est-ce nous qui la traçons? J'y participe sûrement d'une façon active. Je ne crois pas la subir. Est-ce que l'ego a eu un rôle à jouer dans l'apparition de ma maladie? Je crois qu'on choisit sa vie. Entre deux chemins, j'ai souvent opté pour le plus difficile. Pourquoi? Le goût ou le besoin de me mesurer? de l'aventure? de me fortifier? de voir jusqu'à quel point je suis forte? de vivre pleinement? profondément? intensément?

Oui, pour toutes ces raisons.

Cette croix que je portais sur mes épaules, d'autres l'ont vue placée dans mon cœur. Plus d'une personne me l'a dit, il y a bien des années de cela.

Bizarre la vie que l'on mène, que l'on choisit, le cheminement que l'on décide d'expérimenter.

Mon existence est un long cheminement tant personnel que spirituel. Je voulais trouver des réponses à tout prix. C'était devenu le but de ma vie :

- trouver « LE SOI »;
- trouver ma mission;
- trouver pourquoi MOI je suis sur terre;
- pour accomplir quoi?

On trouve ce que l'on cherche en fin de compte. Si l'on cherche peu, il est possible que l'on trouve peu. Pour moi, ce fut le contraire : j'ai cherché beaucoup et j'ai trouvé beaucoup.

Depuis le début du diagnostic, en juin 2012, j'ai travaillé fort pour recouvrer ma santé. Aussi, je me suis réellement mise à la tâche pour comprendre cette maladie, l'apprivoiser, la bénir, la sentir et l'étudier dans sa nature la plus parfaite. À ce moment-là, je ne pensais pas tant à la guérison que cheminer harmonieusement dans ce passage de ma vie.

Peu de temps après l'annonce du diagnostic, je commençais un atelier de cinq jours dont l'objectif était d'expérimenter le clown en soi, session à laquelle je m'étais inscrite plusieurs mois auparavant. Je n'ai jamais pensé annuler ma participation. Les exercices et les mises en situation m'ont profondément bouleversée. Un clown, ça vit l'instant présent à l'intérieur du moment présent. J'ai éprouvé du plaisir, de la peur, des doutes et j'ai appris à me faire confiance. Me faire confiance, c'était trouver les bons mots à dire, le bon regard à offrir, la bonne réplique à donner lors d'une conversation; c'était entrer dans le jeu de l'autre, et ce, toujours dans le moment présent. Depuis, ma priorité demeure : *me faire confiance.*

Quelques semaines plus tard, je suis allée camper dans les Adirondacks avec Judith, une amie depuis vingt ans, psychologue et psychothérapeute. Sa passion porte sur les émotions et sur leur intégration. Le samedi, nous avons parlé longuement de ce cancer. Mes émotions, à vif, comportaient un mélange d'agressivité et surtout d'incompréhension. Son aide fut d'un grand secours.

Dans la nuit de samedi à dimanche, j'ai rêvé que ma main gauche brûlait : sensation tellement réelle. L'intensité de la douleur m'a réveillée. Mais encore là, ça me faisait mal. J'ai regardé ma main pour vérifier si elle était meurtrie. La brûlure était de couleur bleue et avait la forme d'un fer à cheval. Le bleu du feu. Ouf ! Quand j'y pense, ça me fait encore mal. Qu'est-ce que cela signifie ? Je sais que le feu purifie toute chose.

Après ces deux activités, d'autres personnes m'ont permis de poursuivre le processus de recouvrement de ma santé. La première rencontre fut celle de Jean qui travaille uniquement avec l'énergie du corps. Selon lui, le corps ne ment pas. Sa méthode est puissante. Il a écrit un livre sur le sujet, intitulé *L'homme cellulaire*[1]. Sa façon de travailler s'avéra efficace sur mon énergie, mon aura et mes chakras. À la fin de chaque session, je sentais qu'ils étaient tous balancés et mon corps complètement recentré.

Une autre rencontre fut importante : celle d'un biologiste. Il m'a conseillé sur la nourriture à prendre et certaines herbes bénéfiques pour moi. Il m'a suggéré, entre autres, de masser mon sein avec de l'huile de ricin afin de le désengorger. Sa fille a eu le cancer du sein et il s'est beaucoup intéressé à cette maladie. Fait intéressant : mon chirurgien connaissait cette huile.

C'est ainsi que je cheminais harmonieusement. Je me préparais à quelque chose... Je travaillais comme une petite abeille. Les « Entités divines » et mes anges m'aidaient, me guidaient. Je n'avais qu'à être attentive et à suivre leurs directives. M'ont-ils mise sur la voie d'être opérée gratuitement dans une clinique privée ? En plus, le chirurgien chargé de mon intervention est reconnu à Montréal pour son travail « d'artiste », son savoir-faire et son doigté délicat. Les incisions de ses opérations chirurgicales ne paraissent plus après quelque temps ou si peu. J'en suis la preuve vivante.

1 Ratte, Jean, *L'homme cellulaire*, Éditions Janus, 2001. www.holoener.com

Plus tard, j'ai accepté l'offre d'une connaissance, Rosy, un médium, d'aller avec elle au Camp Etna, dans le Maine. Je n'avais aucun contrat de travail qui me retenait ici. Nous sommes donc parties le 3 août pour revenir le 12.

Je ne m'attendais à rien de ce séjour, si ce n'est le repos et le contact avec la nature et des gens spirituels. Les frais du logis étaient assumés par Rosy. Je m'occupais du transport. Nous partagions la nourriture. Pourquoi refuser une si belle occasion ?

Camp Etna

J'ai toujours dit : « Si je tombais très malade, je me guérirais en allant dans la forêt et en entrant en contact avec les animaux sauvages. Je m'enroulerais par terre, sous un arbre, et tel un animal, je lècherais mes blessures. J'y resterais jusqu'à ma guérison. »

J'en suis à ma cinquième journée au camp de guérison Etna. Quel est ce sanctuaire de paix ? Il s'agit d'une toute petite communauté dont les membres ont tous en commun des dons de guérison. La fondatrice, Mary Vanderbelter, a implanté cette communauté en 1877. Cette femme, également médium et au talent insolite, fut chassée de sa famille et de son village telle une sorcière au temps de l'Inquisition. Imaginez, à cette époque, une femme puissante exploitant ses pouvoirs ! Elle était considérée comme folle, illuminée, s'adonnant peut-être même à la sorcellerie. D'ailleurs le film *Les Sorcières de Salem* a été inspiré de l'histoire de ce coin de pays où se situe le Camp Etna, la Nouvelle-Angleterre aux États-Unis.

Cette femme a voyagé de par le monde afin de rendre service aux gens. Elle était bien connue et appréciée, comme quoi nul n'est prophète en son pays.

C'est sûrement grâce à elle si on retrouve tant de pouvoirs exceptionnels au Camp Etna. Mary avait choisi cet endroit pour guider et faire évoluer des gens possédant le même talent. Tous les mois d'été sont consacrés aux guérisons.

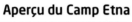

Aperçu du Camp Etna

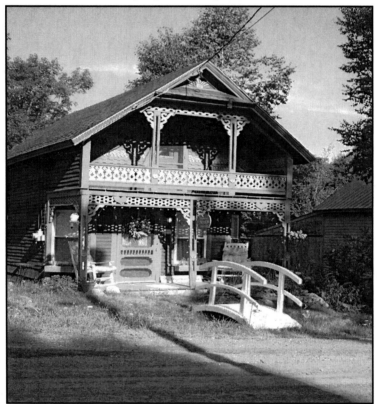

Un chalet accueillant

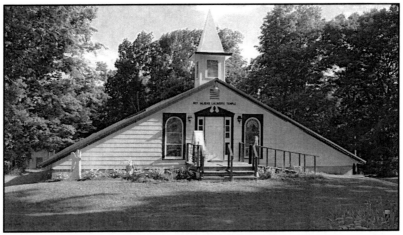

Temple de rassemblement

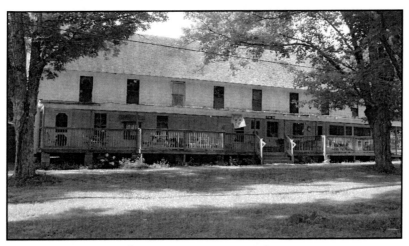

Le centre communautaire

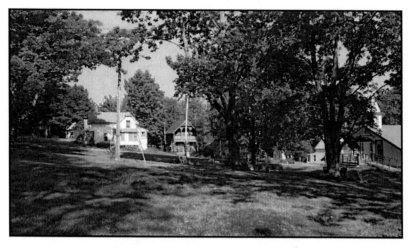

Une vue globale du Camp Etna[2]

Le Camp Etna est un véritable lieu de détente, dans une campagne parée de fleurs et où les maisons me rappellent les camps en bois rond de jadis.

La nature agit en moi, par sa terre forte, ses couleurs éclatantes, ses arbres gigantesques. Je sens son énergie bienfaisante.

Étrangement, ma prémonition devint réalité : un chien a littéralement passé sa langue sur mes blessures. Sans me connaître, il est venu à moi, m'a léchée, et j'ai compris que mes guides spirituels me protégeaient de tout. Je revois les yeux de cet animal, sa tête sur mes cuisses, me regardant avec bienveillance et sollicitude.

Cela me rappelle une vision reçue il y a vingt ans dans laquelle un loup me protégeait. Il lui ressemblait en tous points.

2 http://www.campetna.com/camp-etna-contact.html

Ici, au Camp Etna, je peux m'abandonner et me sentir en parfaite sécurité.

Est-ce assez pour guérir du cancer du sein? Je le saurai le 15 août prochain, date prévue pour mon opération chirurgicale. En attendant, je laisse mon corps se reposer dans l'apaisement le plus complet. Ma seule préoccupation est la préparation de mes repas, moments partagés avec ma colocataire, dans notre petit chalet.

Je peux à peine penser. Ma tête baigne dans une sorte de brume. Tous mes sens sont éveillés : nul besoin de réfléchir. Certes, je remplis mes journées, mais sans prendre aucune décision. Je laisse le temps couler et je coule sur le temps. Il accomplit son œuvre…

J'ai reçu tellement de révélations au Camp Etna, au sujet de l'âme, de l'esprit, du corps, de mes cellules, de mes vibrations… Quels autres inconnus se révéleront à moi demain? Les « Entités spirituelles » sont si présentes et si fortes dans ce lieu. Elles me le démontrent jour après jour par des signes visibles. Si le miracle de la guérison du cancer ne s'accomplit pas, j'aurai quand même beaucoup reçu à cet endroit.

Je me sens si bien, en totale confiance et en sécurité. Mon petit chez-moi à Montréal ne me manque pas. Je trouve même cela étrange. Resterais-je ici? Pour combien de temps? Je ne le sais pas.

Ce qui s'est passé pour moi au Camp Etna, entre le 3 et le 12 août? Un miracle, tout simplement. Non pas au plan physique, mais au plan de l'être. Certes, à mon retour, j'ai dû recourir à l'intervention chirurgicale. Cependant, ce miracle - ou guérison - s'est produit à un niveau beaucoup plus intime, preuve à l'appui.

La première séance de guérison à ce camp s'est déroulée en présence de deux personnes expérimentées dans ce domaine : Susan et son assistante, Sandy. Elles étaient accompagnées des deux chiens entraînés par Susan à des communications hors du commun. Cette dernière communique par la télépathie avec les animaux. Elle fournit également des services d'aide aux policiers lors de la recherche d'individus disparus dans des catastrophes. Elle parle à ses chiens comme s'il s'agissait de personnes.

Lors de cette première séance, j'ai vécu une guérison assez spectaculaire. J'étais consciente et je baignais dans un parfait état de confiance et de relaxation. Susan, la guérisseuse, a d'abord ouvert mon chakra de la couronne. Sandy me tenait les mains. Nos pieds se touchaient, constituant le canal d'énergie.

Chakra

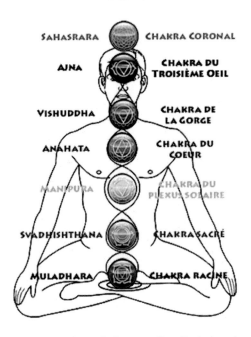

www.ouvrirseschakras.net/les-7-chakras/

Moi j'étais là, assise en silence, les yeux fermés, vivant mon expérience offerte par des « Entités divines ». J'ignorais les faits et gestes de mes deux guérisseuses, car je planais dans un autre espace. Cette expérience fut DIVINE, MIRACULEUSE. Exécuter une séance dans un silence total était une première pour Susan et Sandy.

Je ne sais trop à quel moment je me suis mise à voir de petites fées battant rapidement des ailes. Elles se tenaient d'abord au-dessus de moi, tantôt changeaient de place, puis elles se mettaient à coudre dans mon sein droit, comme si elles pratiquaient une opération chirurgicale. De véritables petites abeilles. Je les voyais. En pensée, je leur disais, en les taquinant, de ne pas s'arrêter, de continuer… Elles cousaient, cousaient et cousaient encore… Toutes deux, Susan et Sandy, ont expérimenté ce travail dans mon sein droit, mais avec des images différentes des miennes. Selon elles, il y avait de petites bouches qui gobaient les cellules cancéreuses dans mon sein. Durant la séance de plus de deux heures, Susan et Sandy m'ont raconté avoir obéi à des spécifications très claires des « Entités divines ». Durant « l'opération », elles m'ont vue dans différents états. À certains moments, il semble que mon visage soit devenu lumineux. Je souriais. Toutes les deux, surprises, m'ont dit avoir aperçu la même petite statue à côté de moi, fait inhabituel, car le plus souvent elles voyaient une statue de Jésus, grandeur nature. État de choc! Elles ne connaissaient pas cette statue. Le lendemain, Susan m'a appelée pour me dire que, d'après ses recherches, l'icône se nommait « L'Enfant Jésus de Prague » [3], soit l'icône la plus puissante du Guérisseur.

Plus tard, j'ai recherché « l'Enfant Jésus de Prague » sur Internet. Quelle ne fut pas ma surprise de voir apparaître une statue identique à mes petites fées, si on lui ajoutait des ailes!

3 www.marys-touch.com/history/prague.htm

La fin de cette session de guérison a été marquée par un événement assez spécial. Si je n'avais pas eu confiance, j'aurais réagi négativement. J'avais toujours les yeux fermés lorsque je sentis un chien me lécher la figure et les mains. J'ai reculé un peu mon visage et, tout de suite, Susan m'a dit de le laisser faire. J'ai accepté avec un sourire. J'ai ouvert les yeux. Le travail du chien s'est terminé lorsqu'il a mis sa tête sur mes cuisses tout en m'adressant un regard empreint d'une grande tendresse. Je sentais sa compréhension et surtout je comprenais son message de ne pas me faire de souci.

Le reste de la semaine, au Camp Etna, j'éprouvais occasionnellement des élancements au sein comme lors d'une cicatrisation.

Je n'ai pas vécu que cette expérience au Camp Etna, mais également un moment d'*Amour* à travers un guérisseur, canal d'énergie de ma mère. Celle-ci a toujours eu terriblement mal aux jambes. Il m'était donc facile de la reconnaître. Ce soir-là, plusieurs personnes assistaient à la séance. Je n'en connaissais aucune, exceptée Rosy. J'ai d'abord expérimenté l'évacuation complète et d'un seul trait des souffrances de mon passé portées sur mes épaules. La porte se fermait sur cette vie. Une coupure. À cet instant, un état d'AMOUR INCONDITIONNEL m'a envahie. L'amour m'arrivait par centaines de petits filaments, tout doucement. On m'inondait d'amour et de tant de douceur. Je souriais, je recevais. J'étais en train de guérir. Plus tard, on m'a enseigné un gestuel à refaire pour me ramener à cet état d'amour.

Un matin, à mon réveil, un voile s'est levé devant mon visage. Comme si la clarté venait d'entrer en moi. À partir de ce moment-là, j'ai commencé à écrire. Je ne voulais pas parler ou discuter. J'avais le désir de consigner tout ce qui se passait en moi.

Le couronnement de cet événement vint le samedi après-midi avec Janice, présidente du Camp Etna et guérisseuse. La séance consistait à poser des questions et elle, à faciliter l'échange avec mes « Entités divines ». Me voilà donc avec mes six questions. Je ne voulais tout de même pas exagérer ! Mes « Entités divines » ont répondu très clairement à mes interrogations : j'écrirais, oui j'écrirais sur moi, je réaliserais d'ici deux ans un projet d'écriture pour aider les femmes atteintes du cancer et je déménagerais en novembre.

L'intervention chirurgicale

Dimanche 12 août. Mon séjour d'une semaine au Camp Etna était terminé. C'était le moment de quitter. Je me préparais à l'idée de rouler huit heures. Heureusement que Rosy était avec moi, même si nous parlions peu. Je portais en moi la certitude du MIRACLE et de la guérison de mon cancer. L'opération était prévue le mercredi 15 août. En aurais-je besoin ? La confiance m'habitait d'autant plus que sur le chemin du retour, vers 14 h, les fées sont revenues compléter leur travail de couture, de guérison. J'avais l'impression qu'elles vérifiaient leur travail et les contours des coutures.

J'hésitais à dire que tout était parfait, car on ne sait jamais… Quels que soient les résultats éventuels, j'étais déjà pleinement satisfaite.

Je suis arrivée chez moi, au cœur de Montréal, entourée du béton du centre-ville, du bruit et de la foule. Resterai-je en contact avec mes « Entités divines » ? Ce sera un défi. Je voulais consacrer tout le temps et l'espace nécessaires à ma guérison. Un tas de messages m'attendaient dans ma boîte vocale, dont le rendez-vous pour l'opération, trois jours plus tard. D'une grande clarté d'esprit, j'ai décidé d'annuler ce rendez-vous et de reporter mon opération d'une semaine, soit au 22 août. Il s'agissait là d'un deuxième report, car le premier rendez-vous interférait avec mon séjour au Camp Etna. Plusieurs diront que dans le contexte, c'était insensé de poser un tel geste.

J'étais nerveuse à l'idée du dérangement que j'occasionnais et de la réponse des intervenants de l'hôpital. Car ma décision impliquait un autre rendez-vous, celui du harponnage du sein, technique de repérage précis des cellules cancéreuses, pratiquée juste avant l'intervention chirurgicale. Ce cancer, même s'il est invisible, doit être harponné, tel un poisson. Ainsi, le chirurgien pourra suivre le fil du harpon vers l'intérieur de mon sein.

Je devais risquer le tout pour le tout. J'ai demandé à mes « Entités divines » de veiller sur moi et de m'aider à m'apaiser devant cette situation. Ma requête a été reçue positivement : le harponnage et l'opération étaient remis sans problème au 22 août. OUF ! Merci.

Une fois la date de la l'opération prévue pour le 22, je me suis détendue. Il me restait le dernier pas à faire : vivre les neuf prochains jours. Pour moi, il était crucial de passer cette semaine dans l'harmonie et de la consacrer à ma guérison.

Je parlais peu au téléphone. Je m'en tenais à un ou deux appels par jour avec mes amies et mes proches. J'avais besoin de me retrouver, dans le silence et la contemplation. Ils le comprenaient bien; je ne pouvais donner davantage. Peu de visites ou pas du tout; pas de fréquentations dans des endroits publics et bains de foule. Mes fenêtres demeuraient fermées.

J'ai déposé des fleurs sur ma table et répandu une douce odeur de lavande dans mon appartement. Silencieuse, j'écoutais de la musique relaxante, rien pour stimuler l'intellect. À la télévision, les comédies me permettaient de rire. Je m'habillais de pastel et de blanc pour dormir. Je ne portais ni vernis à ongles ni de bijoux, sauf la chaîne en or de ma mère. Il est inouï de constater comme on revient à notre mère dans les moments cruciaux de notre vie. Je me sentais en sécurité avec sa chaîne. Cela me donnait l'impression qu'elle s'occupait de moi.

Pourquoi tout cela ? Pour me sentir et me retrouver dans un environnement sain à tous points de vue. Selon moi, cela favorise la guérison.

Durant ces neuf jours, je me suis sentie bien. Je croyais fermement que mon cancer était guéri et que mon cœur l'était aussi. Je me sentais tout à fait confiante. J'étais sereine. Ma vie était transformée. Mes vibrations, mes pensées, ma façon de parler, tout était différent. Je me sentais différente. Mon amie Lucie m'a dit que je ressemblais à un ange. Mon chakra de la couronne était toujours ouvert. Je vivais de bonnes vibrations. Je les dégustais. Je goûtais à tout ce que je vivais : la confiance, la sérénité, le cœur plus chaud, les sentiments d'amour palpables. Sentiments d'amour envers moi-même avant tout. Sentiments d'amour envers les autres. Je procédais à petites doses, chez moi, dans mon univers. J'entretenais mes contacts avec les « Entités divines ». Il y avait longtemps que je n'avais pas chanté seule chez moi. J'exultais. Je souriais souvent, même seule.

Où en était-elle, cette guérison ? Mon sein me faisait mal parfois, comme une cicatrice qui guérit. Je le massais matin et soir avec de l'huile de ricin. La douleur de la cicatrice qui guérissait me rapprochait de la guérison totale, par contre… le 22 août approchait. Étais-je guérie ? Mes petites fées ne travaillaient pas, mais je les sentais qui surveillaient, examinaient…

J'étais dans l'attente. Quoi de mieux qu'écrire ce livre? Il m'aidait à guérir, à passer à travers cette épreuve. J'épurais ma vie; je m'épurais. Il me permettait de me libérer de ce trop-plein d'émotions, d'angoisse et de vivre sans essayer de comprendre. Il m'accompagnait dans ma solitude, me donnait des forces. J'avais l'impression de vivre encore davantage ce moment si précieux et important de ma vie.

Le jour de l'intervention était enfin arrivé! J'avais envie de crier : « Gloire à Dieu! » Allais-je paraître illuminée? Aurais-je l'air de perdre les pédales, d'une excentrique?

Rosy m'accompagnait à la séance de harponnage. Étant suivie dans une clinique privée, j'étais ébahie du cadeau qui m'était soudain offert : la gratuité des soins. Il faut croire que les interventions divines avaient commencé leur travail avant mon séjour au Camp Etna.

J'avais un peu peur de cette procédure. Pendant son déroulement, je chantais. Cela m'aidait. Je ne ressentais aucune douleur. Ça commençait bien. Ensuite, un taxi nous a emmenées, Rosy et moi, à l'hôpital où j'allais être opérée. Mais d'abord, on devait injecter un liquide bleu, de la chimio, dans mon sein. Cette fois-ci, j'ai eu vraiment mal. Mais je chantais, malgré la douleur aiguë. Je me serais bien passée de la troisième injection juste en dessous du mamelon. Puis, ce fut l'attente. Enfin, voici mon tour! J'étais bleue, comme une schtroumphette : conséquence de l'injection de ce liquide bleu. Pendant qu'on m'installait sur la table d'opération, je souriais, confiante.

Je visualisais mes « Entités divines » au-dessus de moi, mes petites fées. Je les priais de guider le chirurgien. Quand on

LA MAGIE DE L'ÉPREUVE

m'a mis le masque d'anesthésie, je souriais toujours. Je me suis endormie le cœur léger…

Quelques heures après mon opération, j'ai été surprise de me réveiller et de voir si clairement. C'était quand même toute une intervention : on m'a enlevé trois centimètres et demi de chair et trois ganglions, dans lesquels il n'y avait aucun cancer.

Je me suis reposée dans la salle de réveil et, à 17 h, mon amie Lucie est venue me chercher pour me ramener chez moi. Elle a veillé sur moi la première nuit. Cintrée au niveau des seins, difficile pour moi de trouver une position confortable pour dormir. Mais, dans l'ensemble, tout s'est bien passé. Je guérissais bien. J'ai pris quelques antidouleurs pour arriver à un sommeil réparateur. Ma convalescence a été de courte durée. Les jours suivants, mon voisin et quelques amies ont comblé mes besoins alimentaires. Mon opération a eu lieu le mercredi et le lundi suivant, je travaillais déjà !

Je devais franchir l'étape suivante : la radiothérapie. Je respectais beaucoup l'oncologue et le radiothérapeute. Ils connaissaient le cancer dans ses moindres détails. Par contre, je pouvais voir jusqu'à quel point leur langage et leurs points de vue étaient focalisés sur « la maladie ».

J'appréhendais ce traitement. Ils m'ont écoutée. Je craignais également le tamoxifène, modulateur sélectif des récepteurs des œstrogènes utilisé sous forme orale dans le cancer du sein. Ils ont compris mon appréhension, mais n'avaient rien d'autre à me proposer. On m'a montré des statistiques… J'avais l'impression qu'ils minimisaient la maladie et les conséquences des traitements afin d'atténuer ma peur. En ce qui me concernait, cela a eu l'effet contraire et m'a rendue quelque peu méfiante. J'ai ressenti le besoin de chercher des réponses ailleurs.

Une fois chez moi après ma visite chez l'oncologue, je n'étais pas rassurée. Car les effets de la radiation n'étaient pas minimes, au contraire. Tout allait trop vite. Pour ces spécialistes, cela ne semblait pas compliqué, mais usuel.

Soudain, j'ai eu l'idée d'appeler un de mes bons samaritains, Jean, celui qui avait travaillé sur mon énergie. J'ai décidé de le revoir. Quelle rencontre rassurante! Je sentais qu'il parlait le langage de la santé et de l'accompagnement dans ce processus.

Il m'a proposé de me voir avant la radiothérapie pour préparer mon corps à recevoir cette décharge de radiations. Aussi, il analysera la réceptivité de mon corps quand viendra le temps de prendre la pilule. Mon Dieu que ses propos m'ont rassurée! Je me suis sentie entre bonnes mains, épaulée, prête à recevoir le traitement.

J'ai également communiqué avec un ami biologiste. Lui aussi s'est fait rassurant. Sachant que le traitement allait me fatiguer, il m'a proposé des mélanges d'herbes. De plus, il a dressé une liste de menus typiques pour conserver mon niveau d'énergie pendant le traitement de radiations. Ainsi, j'ai eu le temps de me préparer psychologiquement et physiquement à la radiothérapie.

Durant les premiers traitements de radiothérapie, je n'ai ressenti aucun effet négatif. Ce n'est qu'à partir de la troisième semaine que j'ai commencé à me sentir fatiguée. Pourtant on me disait « radieuse ». Moqueuse, je répondais : « Bien sûr. Je suis en radiothérapie! »

Vaquer à mes simples occupations quotidiennes prenait toute mon énergie : les p'tites commissions, les visites aux médecins, les allers-retours à l'hôpital en autobus et métro, la conduite de l'auto. De plus, je travaillais toujours en tant qu'entrepreneure. Au besoin, je prenais du temps pour me reposer dans la journée.

Heureusement, je dormais mieux même si les cartilages du sein me faisaient mal. Pour redonner au bras sa flexibilité, j'étais fidèle aux exercices de la physiothérapeute que je voyais chaque semaine.

« Prendrai-je ou non le tamoxifène prescrit quotidiennement après la radiothérapie ? » Cette question me trottait toujours dans la tête Cette pilule me dérangeait plus que la radiothérapie, car ses effets étaient reconnus comme importants au niveau du vagin, de l'utérus et de la thyroïde. On parlait même de conséquences cancéreuses dans ces régions. Je n'avais pas envie de risquer ma santé.

L'oncologue ne m'a rien dit sur la façon de guérir. Pour lui, la pilule c'était la guérison, point à la ligne. Aucun autre choix. Comme c'était fascinant de les voir, les spécialistes et lui, se concentrer sur la maladie…

Par contre, mon biologiste me parlait de potions de VIE, d'éléments énergétiques, de la rééducation des cellules et quoi d'autre… Hum !

Moi, je pensais au cancer. C'est tout de même un mystère que nos propres œstrogènes, en quantité excessive, provoquent une telle maladie. Ma ménopause avait été super belle. Je n'ai pris aucune hormone. Est-ce à dire que mon corps produisait toujours des œstrogènes, même en ménopause ? Oui, bien sûr. Les œstrogènes ne disparaissent pas du système, mais un déséquilibre s'opère entre les œstrogènes et les progestérones. Selon mon oncologue et mon ami biologiste, les cellules dialoguent entre elles. Elles communiquent et fonctionnent de façon harmonieuse, obéissant aux signaux de l'une et de l'autre. Si un jour une cellule ne répond pas ou ne répond plus aux messages de ses voisines, elle organise sa propre affaire. Il s'agit alors d'un monologue. Elle devient délinquante, anarchique. Elle ose même entraîner d'autres cellules et, à leur tour, elles se propagent. C'est l'anarchie et le cancer se développe.

L'étape de la guérison implique donc de redonner aux cellules leur langage fonctionnel, de leur transmettre ou de leur enseigner de nouveau « les bonnes manières ».

La radiothérapie et la chimiothérapie - ainsi que la pilule quotidienne, le tamoxifène - tuent les cellules anarchiques, mais tuent aussi les bonnes cellules.

Après vingt séances de radiothérapie, à raison d'un traitement par jour, je m'étais habituée. Je travaillais jusqu'à 15 h et quittais le bureau, situé dans ma résidence. J'allais à l'hôpital, je revenais et me reposais, pour recommencer la semaine suivante. Il s'agissait là de ma routine. Je ne me questionnais pas. C'était une question de survie. Je n'ai jamais ressenti d'amertume, de sentiments de colère ou même de découragement. Je me trouvais dans un état de grâce.

Durant cette période de radiothérapie, qui m'a menée au 28 novembre, mon frère hospitalisé à Sherbrooke est décédé des suites d'un problème cardiaque. J'étais proche de lui. Il m'a toujours conseillée dans ma vie professionnelle. Le jour précédant sa mort, mourait ma belle-sœur à Québec. Ces deux décès m'ont demandé beaucoup d'énergie. Aux salons mortuaires, on disait que j'avais bonne mine. Il est vrai que je prenais soin de moi dans tout ce brouhaha; je me soignais et me reposais. Je dormais de dix à douze heures par nuit. J'avais évité deux effets négatifs de la radiation : le teint gris ainsi que l'altération de la peau des seins et de la région avoisinante. Les membres du personnel médical étaient tous d'accord pour dire que la peau de mon sein était très belle; quelques boutons rouges entre les seins, rien de plus. Avant même de commencer la radiothérapie, on m'avait fortement conseillé d'hydrater la peau de mes seins deux ou trois fois par jour. Cela a porté ses fruits.

Par contre, le mamelon a été abîmé pendant une plus longue période. La couleur avait changé, sa forme également. À ce moment-là, je me demandais s'il allait revenir à son état normal. Éprouverai-je la même jouissance qu'auparavant?

Durant toute cette période où mon corps avait subi des agressions, les produits de beauté d'une professionnelle en soins esthétiques ont aidé à ma guérison. Elle m'a suivie tout le long de mes traitements, prodiguant des soins spéciaux à mon visage et m'offrant des huiles pour le corps. Grâce à elle et à ses produits, mon visage et mes seins sont restés beaux. Son huile à base de miel a contribué à la guérison de mes plaies, autant du sein qu'en dessous du bras. Je l'appliquais soir et matin. Je ressentais immédiatement un effet calmant, j'avais moins de douleur et les démangeaisons cessaient immédiatement. Le miel s'avère le plus ancien remède de tous les temps. D'ailleurs, un médecin du CHU de Limoges, en France, Bernard Descottes, au lieu de coudre les plaies, les guérit en les enduisant de miel. Un reportage existe sur ses bienfaits : (http ://www.melipharm.com/reportage-tf1).

Même mon gynécologue m'a fourni des conseils sur les produits naturels à utiliser. En prenant le tamoxifène, la montée des hormones aux seins étant bloquée, les sécrétions vaginales étaient plus abondantes. De temps en temps, pour empêcher la fermentation qui pouvait se produire dans cette région, il m'avait suggéré de remplir mon bain à moitié d'eau et d'y délayer une tasse de soda à pâte. Pour faciliter la pénétration de l'eau, il m'avait conseillé d'ouvrir le vagin avec les doigts.

Une autre façon de faire du bien à son corps est de séjourner dans la nature. Mon déménagement, durant mes traitements, m'a amenée à vivre aux abords d'un parc, du fleuve, de grands arbres… Quelle chance !

J'estime que ce déménagement est sûrement le résultat d'un processus divin. Au Camp Etna, on m'avait dit que je déménagerais, que mon appartement serait vaste, rempli de lumière et qu'il y aurait une porte en forme d'arche. Après mon opération, lentement et en douceur, j'ai commencé à chercher ce lieu fameux. Je le visualisais depuis six mois. J'avais consigné sur papier tous les détails de ce futur appartement. Imaginez mon émoi quand je l'ai trouvé : grand, ensoleillé, vaste, et même avec une porte en forme d'arche !

Depuis, chaque matin, je salue un géant, face à ma porte. Cet arbre est spécial : sur son tronc, une protubérance en forme de siège nous invite à nous asseoir et à nous appuyer contre lui. Je l'ai nommé « Désiré », tellement j'ai désiré toute cette beauté.

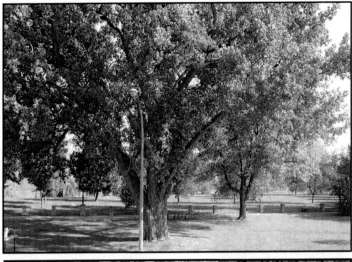

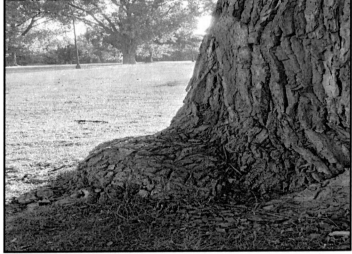

Comment ai-je pu vivre toutes ces péripéties durant les six mois de ma maladie : diagnostic de cancer, camp de guérison, opération, radiothérapie, travail, deux décès, recherche d'un nouvel appartement, déménagement, écriture de ce livre?

UN ÉTAT DE GRÂCE

L'envolée

Après l'intervention chirurgicale : la transformation

J'adhère à ce que mon ami biologiste m'a dit un jour : « Le cancer est en partie génétique, mais d'autres facteurs aussi entrent en ligne de compte, tels que l'environnement, le karma (chaque vie étant déterminée par l'ensemble des actes accomplis dans les vies antérieures), les émotions et les pensées. »

Cheminement personnel. Cheminement spirituel. Tout a été tellement graduel pour arriver à une éclaircie, comme ça, tout d'un coup. Du moins, c'est ce que j'ai eu l'impression de vivre. Clarté sur ma mission, clarté sur ce que mon âme et mon cœur recherchent, clarté sur ma vie passée, clarté sur mes valeurs, clarté aussi sur ce que je ne veux pas ou ne veux plus dans ma vie.

De quoi ai-je le goût ? Le goût de la douceur, de la lenteur, du sourire et de dire des mots gentils. J'ai le goût de parler lentement. Que c'est bon de se sentir ainsi !

Comment vit-on une transformation ? Qu'est-ce qu'on transforme ? Qu'est-ce que j'ai transformé ou que suis-je en train de transformer ?

Une transformation, c'est comme une chenille devenant papillon. Je vis intérieurement une grande évolution. C'est difficile à décrire, en termes humains, car il s'agit autant d'un sentiment que d'un savoir. Je suis en devenir, en mutation. Elle devient toujours plus évidente dans mes actions, mes buts, mes projets. Je me sens comme une femme enceinte, en période de gestation. Du moins, c'est ainsi que je l'imagine. Quel bonheur! Je souris presque toujours et je chante de plus en plus.

Toute transformation commence par la réflexion et le désir de changer quelque chose en soi. Mon désir était là, je l'alimentais, je m'en imprégnais. Le temps prenait son temps. J'expérimentais la facilité dans tous les aspects de ma vie, sauf au plan professionnel. Pourquoi n'était-ce pas facile?

Préoccupée par cette question, je me suis mise en quête d'une transformation. Le développement de mon entreprise s'avérait difficile. J'ai passé cinq ans à frapper aux portes, mais sans grand succès. J'étais consciente que quelque chose devais changer en moi. Je me suis alors engagée sur le sentier de la facilité et de la légèreté. Je me suis laissé guider dans le détachement. Je me sentais prête à arrêter mon pas si la tâche devenait difficile. Dès lors, j'ai vu des changements. Je me sentais soutenue et portée durant mon travail. S'agissait-il de ma nouvelle façon de penser, de mon lâcher-prise, de ma façon de faire?

Une fois mes services professionnels clairement définis, je recevais exactement selon ma requête. Mon mentor, un homme d'expérience en affaires, m'a soutenue au sein de mon entreprise, m'a présentée à un de ses amis qui offrait des services complémentaires aux miens. Aujourd'hui, nous sommes associés et mon travail est devenu plus aisé. Là où ça devenait plus complexe pour moi, mon associé prenait la relève. J'ai enfin trouvé la légèreté dans mon travail et dans mon entreprise.

Toujours dans la poursuite de ma transformation, le cancer m'a aussi amenée à assumer complètement ma vie, mes décisions, ma personne. Je me sens entièrement responsable de ce qui m'arrive, et pourtant, je sais que je ne contrôle rien.

Le cancer est une purification et un renouvellement en profondeur de la personne. Quand on est à l'écoute de soi, tout se fait naturellement. Pour ma part, je suis devenue zen. Rien n'a été rationnel. Tout a été intuitif et ressenti par mon être entier. Cet état s'est reflété sur la décoration de mon appartement : la couleur, la clarté, l'espace, la légèreté. J'ai fait du ménage; j'ai rempli cinq grands sacs de choses à donner et en ai jeté cinq autres aux poubelles. Tout y est passé, même mes éléments décoratifs. Je me débarrassais du surplus. Je m'allégeais. Je me sentais si bien. Je laissais de la latitude à mon âme…

Ne pas avoir eu de téléviseur pendant un moment, lors du déménagement, m'a ouverte au monde de la radio, de la musique et de la douceur. C'est incroyable comme la musique douce et chaleureuse de la radio me repose le soir. J'écoute de la poésie à la radio et, le vendredi soir, je me laisse porter par le *blues*. Mon esprit est au repos et je savoure le calme.

Y a-t-il une constante, un thème récurrent dans notre vie ? En ce qui me concerne, oui : la transformation. Je transforme les choses, les événements, mon environnement.

J'ai habité avec une famille juive pendant un an. Après mon départ, on m'a mentionné que la famille avait été transformée par mon passage. Au travail, lorsque je changeais physiquement de bureau, mes collègues observaient une différence d'énergie. Cinq ans après avoir terminé ma formation universitaire, j'ai rencontré, dans une épicerie, deux étudiants de l'époque. Ils m'ont reconnue par ma voix, car physiquement, j'étais transformée aux yeux de bien des gens. Pourtant, je n'ai subi aucune chirurgie plastique. Plus tard, j'ai compris jusqu'à quel point cette remarque révélait un fond de vérité, car nécessairement, mon travail intérieur se reflétait sur mon physique.

J'ai transformé le cancer en bénédiction. Ce n'était pas un miracle, mais tout simplement la concrétisation de mon thème de vie. La douceur s'est installée en moi. Je ressentais plus d'amour et j'accueillais celui que m'envoyaient les entités spirituelles. Je me sentais plus près d'elles, plus sereine, sans peurs et confiante. Je voyais les gens autrement, que ce soit dans la rue ou ailleurs. J'étais plus attentive à eux. Je m'arrêtais davantage. Voilà ce qui a changé en moi depuis le début de cette aventure.

À ce stade-ci, je ne cherche pas tellement à investiguer la cause du cancer, car il est derrière moi. Je continue ma progression avec une alimentation santé, des exercices, de bonnes pensées et des émotions saines. Je prends ce temps pour remercier, me ressourcer et marcher dans la nature.

Je mets l'emphase sur la relaxation : la lenteur, le lâcher-prise, l'abandon à la Vie et la libération des tensions, surtout au niveau de la poitrine. Mes tensions sont souvent localisées à cet endroit. Retrouver la légèreté : voilà mon but. J'associe la légèreté à « l'absence de préoccupations ». Mes souvenirs me ramènent à une vie plus légère dans la vingtaine et la trentaine alors que je vivais sans trop de problèmes, sans trop de soucis. Quand j'ai commencé à travailler sérieusement sur moi-même, ma vie au contraire a semblé s'alourdir. Après mon passage au collège

Rudolf Steiner, école spirituelle, mon niveau de conscience a connu une ouverture plus globale. Alors que je devenais plus consciente, ma vie me semblait devenir plus pénible. Est-ce que j'associais « vie légère » à « vie inconsciente » ? Affirmatif. Aujourd'hui, par contre, je suis de plus en plus lucide, je vois mieux la réalité.

Il est bien évident que durant un tel parcours vers la guérison, s'assumer entièrement devient important, sinon essentiel. Selon le dictionnaire Larousse, « s'assumer » veut dire : « *se prendre en charge, accepter une situation et ses conséquences.* »

Je me suis prise en charge durant toute ma vie : en guérissant de mes émotions, en développant ma personnalité, en acquérant des connaissances et de l'expérience. Par contre, je ne me suis pas engagée aux plans conjugal et parental. J'avais trop peur. Peur de perdre ma liberté, peur d'être mise en boîte, peur de ne pas accomplir mes rêves ou mes projets. Je voyais loin. Je voyais grand. Alors j'ai refusé ces engagements. Je me sens heureuse de toute façon. J'ai assumé mon célibat.

Quel a été l'impact de vivre sans compagnon près de moi durant ma maladie ? Cela m'a donné la chance d'aller à mon rythme, d'être connectée à moi-même, d'approfondir plusieurs aspects de ma vie, de réfléchir, d'écrire ce livre dès que m'en venait l'inspiration. Je me suis vraiment retrouvée devant mon miroir. Pas de faux-fuyants, moi-même…pleinement. Est-ce cela devenir adulte ? Aujourd'hui, bien que mon sein droit ait une forme légèrement différente, je me sens une vraie femme, mûre, complète et belle. J'assume ma vie entière. Mon quotidien s'avère un carnaval de joies.

Quelle aventure que de s'assumer dans tout son être! Petit à petit, je remarque les changements dans les moindres détails de ma vie. Même la gestion de mes déchets, compostage-récupération-vidanges, m'amène à des prises de conscience. Aussi étrange que cela puisse paraître, j'ai le sentiment de m'enraciner davantage.

Mon corps aussi s'en mêle… Il demande de s'entraîner après cette pause obligée. Depuis trente-cinq ans qu'il court les centres d'entraînement, il se souvient des bénéfices gagnés à pratiquer un sport ou à faire de l'exercice. C'est aberrant comment le corps se souvient, comment le corps exige la santé. Me sortir de ma situation avec une certaine facilité est sûrement dû en grande partie à ma très grande forme.

Porter la souffrance du monde sur mes épaules : C'EST FINIIIIIII! Pendant longtemps, elle était bien visible à d'autres personnes. Un jour que je marchais sur la rue Sainte-Catherine, j'ai dépassé un homme sur le trottoir. Il me lança : « Tu portes le monde sur tes épaules… » Je ne me suis pas retournée tellement j'ai été touchée et tellement il avait raison. Intuitivement, je comprenais qu'il parlait de ma souffrance. J'avais mal et j'avais peur.

Depuis le Camp Etna, je n'ai pas revécu la souffrance dans mes entrailles. Ce que j'entreprends se concrétise facilement : l'argent arrive plus facilement, mon travail s'exécute simplement, mes relations sont harmonieuses. En somme, ma vie est beaucoup plus aisée qu'avant. J'apprends à m'aimer…

Que vient faire l'amour dans cette épreuve? N'importe quel miracle ou guérison prend naissance avec l'amour. Mieux vaut guérir son cœur avant tout, revenir à un cœur purifié. Le reste s'ensuit automatiquement. C'est au niveau du cœur que j'ai ressenti la guérison... et elle passe aussi par le don. Le don de soi, à soi-même et à l'autre. Il enrichit autant l'être que son porte-monnaie.

Les dons représentent une part importante dans ma vie. Au Collège Rudolf Steiner, on nous enseignait la philosophie spirituelle de ce grand maître, touchant, entre autres, les bienfaits du don. Partager gratuitement, tout simplement. Donner sans attendre en retour. Donner : un élan de bonté dans l'Univers.

Pendant ma dernière année d'études à cet endroit, j'ai habité dans une famille juive de Spring Valley, près de New York. Elle me logeait gratuitement. Un cadeau, tout simplement. Les parents donnaient dix pour cent de leurs revenus à la communauté. Leur petit garçon de huit ans me dit un jour : « Suzanne, si tu peux vivre avec cent pour cent de ton argent, tu peux vivre avec quatre-vingt-dix pour cent. »

Quelle maturité pour son âge! Son intervention m'a amenée à réfléchir et à poser le même geste. Ce ne fut pas facile de m'habituer à me départir d'un tel pourcentage chaque mois. Cela m'a pris un an. Puis, j'ai aimé ce rituel. J'avais même hâte de signer mon chèque. Je le remettais à une société à but non lucratif. Plus tard, en suivant des ateliers de formation sur la finance, l'animateur parlait de la nécessité de consacrer dix pour cent de notre budget en dons. Hum!

Dans le centre-ville de Montréal, je croisais plein de mendiants sur les trottoirs. J'ai commencé alors à être réticente et même, quelquefois agressive. C'en était trop! J'étais sollicitée de tous les côtés. Imaginez : cinq itinérants en trois coins de rue! Je leur répondais : « Je n'ai pas d'argent. » Je n'aimais pas cette phrase, mais je ne pouvais dire autrement. Je cherchais un moyen d'être en harmonie avec cette situation, car je les voyais tous les jours. Consciemment, je me suis mise à changer mes émotions les concernant. Aussi, au plan matériel, j'ai posé un petit bol sur la tablette en entrant dans mon appartement, pour accumuler de la monnaie. Quand je sortais, je prenais une poignée de cette monnaie : cinq, dix, vingt-cinq sous, et je la distribuais aux mendiants. Je ne m'attardais pas à savoir comment ils utilisaient cet argent. Je donnais de bon cœur. Le principe du don est hors jugement.

Quel plaisir de leur donner! Quelle réconciliation avec moi-même! Quel bonheur d'avoir transformé cette colère en joie! Ils me remerciaient en me disant : « Que Dieu te bénisse! »

À l'époque de mon cancer, je ne pouvais me permettre de vivre grassement. Pas le droit au chômage, pas d'aide sociale. Rien! Une main généreuse me donna cinq mille dollars. Un don. En tout cas, de la véritable magie! On dit que lorsqu'on donne, on reçoit au centuple. Dans mon cas, des vingt-cinq sous se sont transformés en cinq mille dollars. Incroyable! Maintenant, je cours pour donner mon « p'tit change ». Je crois dans les bienfaits du don, qu'il soit en argent ou en temps. Rappelons-nous de la générosité du médecin, à la clinique privée, qui me permit d'avoir des soins gratuits...

Le don est un geste purement gratuit. C'est offrir sans attendre en retour. Le don, c'est de l'énergie en mouvement. Ce qui est donné à l'un nous revient par quelqu'un d'autre. Tant de personnes, surtout des amies, m'ont aidée lors de mon déménagement et pendant toute ma convalescence. Isabelle, Gaétane et Carole sont venues empaqueter mes affaires pour le déménagement. Quel travail elles ont abattu ! Isabelle et son amie Wanda ont nettoyé mon nouvel appartement, y compris les fenêtres, et peint deux garde-robes. Le lendemain du déménagement, Lucie, Danielle, Lise et Liliane sont venues m'aider à déballer mes effets. Lise et Danielle ont placé les meubles des cinq pièces de mon logis : salon, chambres, cuisine et petite salle de méditation. Pour ménager mes efforts, elles ont même ramené avec elles les sacs de vidanges ainsi que les boîtes vides. Quelle journée ! Quel travail efficace ! Chaque étape fut une expérience réjouissante. Il y a quelque chose de riche dans le « recevoir ». En plus de me donner une part d'elles-mêmes, je vivrai avec elles à travers mon quotidien dans mon appartement. Recevoir, c'est aussi laisser aller, lâcher prise et avoir confiance en l'autre, jouir de l'action de l'autre. C'est en même temps faire plaisir à l'autre et à soi-même.

Qu'est-ce que recevoir ? Qu'est-ce que ça implique de recevoir pour en avoir si peur ? Pour le refuser autant ? Dans le dictionnaire *Petit Larousse*, « recevoir » signifie : « entrer en possession, laisser entrer, recueillir, mais aussi subir et éprouver ». Longtemps j'avais retenu seulement cette dernière définition. Qu'est-ce qui, dans le geste de recevoir, me faisait si peur ? Comme toujours, la peur de l'engagement, de perdre ma liberté. Pourtant, lorsqu'on ouvre la porte, c'est l'affluence, c'est l'abondance.

Aurai-je la sagesse de laisser la porte ouverte ? Je l'espère, car c'est bon de recevoir. Je remercie la Vie de m'offrir autant de bonheur en partage. Remercier est essentiel dans une démarche intérieure.

Que signifie remercier ? Est-ce dire merci pour ce que l'on a, ce que l'on a reçu, ce que l'on reçoit ? Est-ce dire merci pour les cadeaux magnifiques de la Vie ? Est-ce dire merci pour les dangers évités ou ceux qui auraient pu être pires ? Est-ce dire merci pour l'épreuve qu'on est en train de vivre ? Est-ce tout cela ?

OUI.

Les enseignements spirituels reçus et mon expérience m'ont prouvé qu'on doit remercier au sujet de tout et en tout temps : que ce soit pour le cancer, l'argent perdu, l'argent gagné, l'accident, la santé, la naissance, même le départ d'un être cher. Est-ce possible de remercier quand la perte est douloureuse et surtout, définitive ? Ma réponse est oui. Remercions pour tout.

Je me souviens, à l'âge de 28 ans, d'avoir été impliquée dans une collision frontale avec une autre voiture. Une fois dans l'ambulance, j'ai vu mon auto sectionnée en deux. Spontanément, ma réaction fut de remercier d'avoir eu cet accident. Pourquoi ? Parce que j'avais intégré les enseignements reçus sur la gratitude. Voilà comment aller plus loin dans mon cheminement spirituel : me connecter au monde divin et bénéficier de son aide.

Lors de cet accident, ma tête a frappé violemment le volant du véhicule. S'ensuivit une douleur persistante dans les gencives, sous forme de névralgie. J'ai continué à remercier pour cet accident et ce mal. À l'époque, je fréquentais un lieu spirituel à Québec : *La Maison Jésus Ouvrier*. Lors d'une cérémonie, le prêtre annonça une guérison de névralgie. Étrangement, depuis ce moment, je n'ai plus jamais éprouvé ce mal aux gencives.

Remercier nous rapproche de nous-mêmes, de notre intérieur. Cela donne un sens à ce que nous vivons, nous rapproche de notre but, de notre mission. Pour ma part, c'est ce que je vis désormais au jour le jour.

MERCI POUR CE CANCER!

Certes, la gratitude est source de grandes bénédictions, mais savoir demander en est une autre. J'ai appris qu'on devait être très spécifique quand on fait nos requêtes à la Vie. Souvent on demande, mais de façon trop générale. Nous sommes alors surpris de ce qu'on obtient et pourtant, on reçoit parfaitement ce qu'on a demandé. Par exemple, plusieurs mois avant mon diagnostic, je voulais déménager dans un nouvel emplacement. J'ai mis sur papier tout ce que je voulais : un grand appartement au deuxième étage d'un duplex insonorisé, non loin du métro, vue sur l'eau, plein d'arbres autour, de l'air pur en abondance, des oiseaux. En plus de visualiser cet endroit, j'ai envoyé ma liste de critères à plusieurs personnes de mon entourage afin de bénéficier de leur aide. Six mois plus tard, je trouvais mon nouveau loyer, spacieux de surcroît, avec toutes les caractéristiques demandées, et ce, à un prix inférieur au marché. WOW! J'en suis encore estomaquée.

Pour que nos demandes ne restent pas lettre morte, il faut DÉTERMINER EXACTEMENT CE QUE L'ON VEUT, dans les moindres détails. J'ai persévéré dans ma demande, car il ne suffisait pas seulement de trouver mon appartement, je devais déménager avec tout ce que cela comporte de travail et d'organisation : sous-louer mon loyer, trouver un peintre compétent et à prix raisonnable, des gens pour emballer mes affaires avec soin, des déménageurs méticuleux, emménager dans mon nouvel appartement, ranger mes affaires et décorer avec goût.

Il y avait beaucoup de détails à régler et j'étais en convalescence forcée. Je me répétais : « Tout est FACILE, FACILE, FACILE : la vie me porte. » Je prêtais attention à mes pensées, à mes demandes, à ma visualisation. Tout devait s'effectuer facilement, sans efforts. Il me suffisait d'agir en union avec le plan divin. Est-ce possible qu'une fois en synchronisme avec l'Univers, les miracles se succèdent comme le font les gouttes de pluie ? Pourquoi pas !

Au cours de ma vie, j'ai souvent dit à Dieu : « Je suis prête à accepter n'importe quoi pour connaître ma mission sur cette terre. » Il ne s'agissait pas là d'une bonne affirmation. J'aurais peut-être dû préciser ma demande : « dans l'harmonie, dans l'ouverture et dans la sagesse. »

Que faire lorsque nous n'obtenons pas de réponse à notre requête ? D'abord, la préciser davantage, ensuite la visualiser en intégrant l'émotion. C'est surtout l'émotion positive ressentie lors de la demande qui est importante. Il faut donc prêter attention à nos sentiments et les ressentir comme si nous étions déjà exaucés. Nous devons exécuter ce rituel pour tout type besoin : un travail, un compagnon, une maison, etc. Ensuite, lâcher-prise !

« Gratitude », « confiance », « lâcher-prise » : des mots lourds de sens et qui se complètent à merveille. Que signifie exactement « lâcher prise » ? Est-ce s'abandonner ? Si oui, à qui, à quoi ?

Selon le dictionnaire *Petit Larousse*, « lâcher-prise » signifie : « se laisser aller à ». Étrangement, selon ce même dictionnaire, « s'abandonner » signifie également « se laisser aller ». Se laisser aller à la Vie, aux entités, au divin, à notre source, se laisser aller à la douleur, à la souffrance, au cancer…

Quelque chose me plaît dans ce « laisser aller à ». Cela me donne envie de dormir dans les bras de la Vie, de me laisser aller, même si parfois, cela m'est très difficile. Car l'abandon demande une totale confiance en soi et en la Vie. Quand on plonge dans une piscine, on sait qu'on va remonter à la surface, que le manque d'air est temporaire, que notre corps s'ajustera au temps alloué à la plongée. On fait confiance. On se fait confiance. Mais s'abandonner à l'inconnu, c'est une autre histoire.

Pourquoi avons-nous tant de misère à laisser-aller, à lâcher prise, à nous abandonner ? Qu'est-ce qui s'est passé au cours de notre croissance pour avoir perdu ce sentiment de légèreté ? Comment le recouvrer ?

Toute personne a vécu des moments pénibles, difficiles. Jeunes, nous avons appris à survivre et à combattre. Combattre qui, quoi, pourquoi, comment, où, avec qui, avec quoi ? Ouf! Que de combats! Les miens m'ont amenée à un lâcher-prise. Comme dans un vrai duel, on transpire puis on s'abandonne. Dans un couple en désaccord, par exemple, une fois le problème résolu, les deux personnes concernées se laissent tout naturellement aller dans les bras de l'autre.

Personnellement, l'expérience acquise et les événements récemment vécus me démontrent bien que laisser vivre, laisser la Vie, et non la p'tite vie, accomplir son œuvre demeure primordial. Pour nous réapproprier cet état, il faut prendre pleinement conscience que rien ne nous appartient et que l'Univers a toujours mieux pour nous. Cela demande beaucoup d'humilité et l'acceptation de notre vulnérabilité.

Voici une démonstration frappante. Un jour où j'arrivais chez moi, après une longue route, passablement fatiguée et irritable, j'entrai dans la maison et que vis-je alors ? Un dégât d'eau dans la salle de bain, tout à côté de la porte d'entrée ! Du plafond effondré coulait de l'eau sale. Quelle déveine ! Une dame d'Ottawa venait me visiter le soir même et je devais maintenant tout nettoyer... J'étais en état de panique. Des mots durs et pas très « catholiques » sortaient de ma bouche comme des boulets de canon. Avisés, le concierge et sa femme sont aussitôt venus constater les dégâts. Ils ont pris la situation en main, réparé les bris et même effectué le ménage complet de la salle de bain. Je ne pouvais croire à cette bonne fortune. Quelle leçon et quelle preuve que : « Quoiqu'il m'arrive, lâche prise Suzanne et remercie en tout temps ! » Cela me rappelle une phrase de ma mère - si philosophe : « Que la vie est complexe et surprenante ! » Elle ajoutait souvent : « Et combien belle quand on sait la prendre. »

Voici un autre exemple éloquent du « lâcher-prise ». Je me trouvais dans une épicerie, avec mon voisin, en train de déposer beaucoup d'articles dans mon panier. À la caisse, j'ai réalisé ne pas avoir suffisamment d'argent. De plus, ma carte de débit ne se trouvait pas dans mon porte-monnaie. Tout se mêlait dans ma tête. J'essayais de me souvenir de ma dernière utilisation, mais en vain. En fouillant dans mon sac à main, je pensais : « Mais où donc ai-je mis ma carte ? » Sur-le-champ, j'ai décidé de lâcher-prise. Je me suis calmée et détachée de la situation. Mon voisin, désormais au fait de la situation, a accepté de m'avancer le paiement. Fini la contrariété.

Sans plus, je l'ai accompagné au restaurant. J'aurais pu gâcher plusieurs heures de ma journée. Voilà la magie du « lâcher-prise ».

Étrangement, la situation s'est aplanie d'elle-même. Arrivée chez moi, j'ai vérifié dans un autre sac à main pour finalement découvrir ma fameuse carte de débit. J'étais si contente de ne pas avoir gâché mon temps en ruminations intempestives. Cette petite mésaventure m'amena à expérimenter l'importance et la puissance du « lâcher-prise ».

Il en a été ainsi devant le cancer. Je me suis laissée aller à cette maladie, aux événements, à mon chirurgien, à mes entités, au divin, et ce, par choix. Un choix conscient. Au lieu de combattre le cancer, je l'ai embrassé.

Il n'est pas facile de lâcher-prise, car on est devant l'inconnu et on a peur. Cette émotion m'a habitée toute ma vie. En aurais-je hérité lors de la grossesse de ma mère ? Un mois avant ma naissance, la belle-sœur de ma mère est morte en donnant naissance à un enfant. À cette époque, les mères accouchaient à la maison et des complications se présentaient sporadiquement. Étant la treizième de la famille, ma mère a eu peur de cette éventualité pendant qu'elle me portait, peur de laisser mon père veuf avec tous ses enfants.

Aussi, tout de suite après mon diagnostic, quand j'ai revu Jean Ratte, cet intervenant en énergie, il m'a assuré que mon corps avait emmagasiné des toxines, dont certaines depuis très longtemps. Je les ai aussitôt identifiées à mes peurs. Ces dernières étaient-elles le déclencheur du cancer ou était-ce le stress ? Avec le recul, je peux dire que, pour moi, la peur en a été une des causes principales. Elle m'a toujours habitée. Le stress, lui, s'est installé dans ma vie seulement dix ans avant l'arrivée du cancer, dû en majeure partie à ma vie professionnelle.

> **Ma guérison réside dans l'élimination de mes peurs.**

Cette guérison est encore plus marquante que celle du cancer physique. Je ne cesse d'acquérir la maîtrise de ma peur. Par exemple, j'ai toujours éprouvé une peur terrible des dentistes. Pendant mes traitements de radiothérapie, il a fallu extraire une de mes dents. À ma grande surprise, assise sur la chaise du chirurgien-dentiste, je me sentais calme, sans aucune crainte. Peu de temps après, des examens ont nécessité des prises de sang. Il va sans dire que j'ai la phobie des piqûres. Encore une fois, je n'ai éprouvé aucune anxiété, même lors du harponnage dans mon sein (insertion à froid d'une longue aiguille fine) juste avant l'intervention chirurgicale. Croyez-le ou non, je fredonnais des airs m'amenant ainsi à créer le calme en moi.

Aujourd'hui, je suis convaincue que la peur est notre pire ennemie. Si nous vivons dans la peur, l'amour est absent, car il est l'antithèse de la peur. Il m'a fallu de longues années, voire presque une vie, pour intervertir ces sentiments. Maintenant, l'amour occupe davantage ma vie et je suis ouverte aux possibilités infinies de ses bienfaits.

Partie 2 : Outils accessibles à tous ceux et celles à la recherche de méthodes simples pour vivre en santé

Souvent la personne désireuse de cheminer dans les voies de la santé ignore par où entreprendre sa démarche. Cette partie a été écrite en collaboration avec des experts dans les domaines les plus avant-gardistes de la santé traditionnelle et holistique. J'aurais pu parler de bien d'autres méthodes. Cependant, j'ai choisi celles qui me paraissaient les plus simples et les plus faciles à appliquer au quotidien.

Partage sur le nettoyage spirituel du domicile par Rosy D'Élia

J'ai expérimenté le « nettoyage spirituel » de mon domicile une seule fois durant mon existence. J'avais emménagé chez mon compagnon d'alors, malheureusement alcoolique. Je ne me sentais pas bien dans sa maison. Une amie m'avait alors offert de procéder au nettoyage des entités pouvant y habiter, de déloger celles qui étaient malsaines, souvent cachées dans les coins et recoins, derrière les portes et autres endroits. Beaucoup d'émotions négatives avaient été vécues dans cette demeure. Une fois le processus terminé, j'ai noté un changement dans l'atmosphère de la maison. Le nettoyage m'a aidée à y vivre harmonieusement quatre mois de plus avant ma séparation. Si cela s'imposait, je n'hésiterais pas à procéder de nouveau au « nettoyage spirituel » du logis ou de mon lieu de travail.

Ce nettoyage s'ajoute à celui du matériel qui nous entoure et qui souvent nous encombre.

Outils : Branches de cèdre, plume d'aigle provenant des populations amérindiennes, sauge, charbon noir, eau et vinaigre, bougies blanches.

Procédure : En premier lieu, Rosy médite avec la personne qui a demandé le nettoyage. Cette dernière peut participer en suivant Rosy et en priant, pendant que celle-ci procède, pièce par pièce, et porte une attention particulière dans les garde-robes, les coins et l'arrière des portes.

Changements : Ce nettoyage élimine les vibrations bloquées dans la maison et parfois même chez l'individu. Il purifie entièrement l'énergie des lieux. Il arrive souvent que la personne perçoive sur-le-champ la différence dans les vibrations de la maison. Celles-ci sont plus légères, relaxantes et réconfortantes.

Mon partage sur le jeûne

J'ai vécu plus d'une fois le jeûne intégral, c'est-à-dire boire uniquement de l'eau. Ma première expérience a duré sept jours, ma deuxième, cinq jours et ma troisième, trois jours. Chaque fois, les effets furent bénéfiques. Pendant le jeûne, le corps réagit intensément et il se nettoie en profondeur. Le teint et les yeux deviennent clairs. Bien sûr, on perd du poids. Cependant, le jeûne doit être envisagé dans la perspective d'une guérison plutôt que d'une perte de poids, car on peut le reprendre si on ne change pas la façon de se nourrir. Pendant mon jeûne, j'ai cessé de prendre un médicament, le Synthroïd, prescrit par un médecin quelques années auparavant pour le dérèglement de ma glande thyroïde. Depuis, je n'en prends plus, tout en demeurant sous surveillance médicale. J'ai également connu plusieurs fumeurs qui ont expérimenté le jeûne pour cesser de fumer. En jeûnant, on puise dans nos réserves corporelles. C'est à ce stade que les guérisons deviennent possibles.

Lorsqu'on m'a annoncé que j'étais atteinte du cancer, j'aurais souhaité revivre un jeûne, mais j'en étais incapable. L'abstinence alimentaire demande une certaine préparation psychologique, une bonne dose de motivation et un désir profond d'en ressentir physiquement les bienfaits. Je n'y arrivais pas. La motivation peut prendre jusqu'à six mois pour donner de bons résultats.

Le jeûne est aussi un moment privilégié pour vivre intensément la spiritualité. Notre esprit devient alerte, nos pensées plus claires. J'ai pris de bonnes décisions, importantes, dans ces moments-là; par exemple, j'ai quitté mon partenaire d'affaires. J'ai toujours été bien encadrée dans les maisons de jeûne et m'y suis toujours sentie en sécurité. On peut craindre le jeûne. Pourtant, certains l'expérimentent pendant un long moment. Lorsque je vivais en Ontario, j'ai assisté à une conférence où l'orateur avait préalablement jeûné pendant quarante jours. Selon lui, le sujet qu'il traitait exigeait du conférencier d'être très clair et en mesure de communiquer de façon explicite de grandes connaissances spirituelles.

À quoi s'attendre durant cette abstinence de nourriture ? Chacun réagit différemment. Pour ma part, lors de mon premier jeûne, j'ai ressenti la peur et la faim au cours des deux premiers jours. Je n'ai jamais autant pensé au poulet barbecue! Puis, les jours suivants, ce fut de plus en plus facile. Je me sentais de plus en plus énergique. J'ai beaucoup rêvé au cours de cette période.

Par contre, quelques années plus tard, au cours de mon jeûne de cinq jours, j'ai peu dormi. Les nuits étaient longues et je ressentais davantage la faim. Était-ce dû à l'hiver ou à la surabondance de nourriture durant la période des Fêtes ? Peut-être… On ne peut prédire sa réaction et chacun le vit à sa manière. Si le jeûne s'avère trop apeurant, il y a la possibilité d'effectuer une cure de jus.

Bien choisir sa maison de jeûne.

Profil à rechercher :

• La maison de jeûne est spécialisée dans ce service;

- Le personnel mandaté possède une formation médicale ou en médecine douce;
- La supervision est assurée sur place 24 heures sur 24;
- Le suivi quotidien inclut le pouls, la pression, le poids, l'état psychologique;
- Les chambres sont nettoyées quotidiennement;
- De l'eau fraîche est accessible en tout temps dans les chambres et partout dans la maison;
- Des services connexes sont offerts : l'irrigation du côlon, massages, etc.;
- L'endroit est propre et calme; l'environnement sain et naturel;
- L'environnement extérieur est propice à la marche dans la nature;
- Des conférences objectives et neutres sont offertes sur les bonnes habitudes alimentaires, les différentes théories quant au fonctionnement du corps et ses véritables besoins (ex. : réactions chimiques du corps lors de l'absorption de nourriture, différentes façons de se nourrir, propriétés des aliments les plus nutritifs, etc.);
- Des jus ou des fruits sont accessibles la dernière journée du jeûne.

Mon partage sur la nourriture

Les conseils de mon ami biologiste sur la nourriture me furent bénéfiques. Durant ma radiothérapie, moment où l'on ressent surtout la fatigue et où le corps reçoit quotidiennement des charges de radiation, je me suis maintenue en santé et j'ai conservé une belle énergie grâce à des recettes simples. Tout en mangeant santé...

Le **matin**, en mettant le pied hors du lit, je buvais
- un peu d'eau avec du citron; j'attendais vingt minutes avant de manger;
- un thé CHIA : dans un thé vert chaud, j'ajoutais une graine de cardamome, une ou deux graines de poivre noir, du gingembre et de l'anis;
- un verre d'eau contenant ½ c. à thé de curcuma.

En **milieu d'après-midi**,
a) pour maintenir le niveau d'énergie, je buvais un peu d'eau additionnée des ingrédients suivants :
  - 1/3 c. thé de poudre de racine d'Ashwagandha;
  - 1/3 c. thé de poudre de baies d'Amla.
b) pour protéger le foie, je buvais encore un verre d'eau à laquelle j'avais ajouté 1/2 cuillerée à thé de curcuma;
c) pour mieux profiter de la vie, je buvais une tisane de salsepareille mexicaine, très bonne pour la santé.

Plus tard, dans l'après-midi, je buvais un peu d'eau (ou du jus) avec une cuillerée à thé d'aloès vera.

Le soir, je buvais de nouveau le mélange d'aloès vera dans de l'eau ou du jus.

Avec de l'huile de sésame chaude, je massais l'espace entre les orteils ainsi que le muscle sur le côté des jambes, l'os à l'avant des jambes, toute la jambe, entre l'index et le pouce, puis le bord extérieur des avant-bras.

Je massais les seins avec de l'huile de ricin.

Mon partage sur la méditation

Qu'apporte la méditation dans une vie ? Dans la mienne, elle me procure du calme et de la sérénité. Elle m'aide à me centrer. Grâce à la méditation, j'approfondis la vie et je m'ouvre davantage à ses beautés. Me permet-elle de m'ouvrir davantage aux autres ? Pas nécessairement, car c'est un acte d'intériorisation. Cependant, elle concourt à me faire accepter davantage les autres. Elle est une part importante dans ma croissance. Lors de situations difficiles, elle m'a amenée à découvrir mes forces intérieures. Elle m'a reliée à mon trésor : le diamant caché au fond de mon être. Je ne peux plus m'en passer. Elle est devenue un rituel de vie, matin et soir.

Le silence entourant ma méditation m'oblige à me recueillir et à me tourner davantage vers moi. Cela représente parfois un défi, car j'aime l'action. Je me sens bien dans l'action. Parfois m'arrêter, me concentrer et prendre le temps nécessitent un effort…

Ma méditation commence lorsque je m'ouvre les yeux le matin. Je récite cette phrase offerte par une amie orthodoxe juive :

Méditations quotidiennes

Méditations 1 - Remerciements

« Bonjour Suzanne. C'est Dieu qui te parle. Je vais m'occuper de tous tes problèmes aujourd'hui. Ton aide n'est pas requise. Alors, relaxe, sois heureuse et passe une journée merveilleuse. »

Tout de suite après, je remercie pour plein de choses spécifiques. À ce moment, il s'agit davantage d'une énumération même si mes mots sont ressentis et sincères.

« Merci pour mes amies, ma famille, mon logis, mon associé, ma santé, mon argent, mes employés, ma voiture, mon appartement, etc. Je nomme parfois des personnes. »

Méditations 2 - Notre Père

Une fois levée, la deuxième étape de ma méditation quotidienne s'effectue avant le début des activités de ma journée. Je poursuis avec la récitation du Notre-Père et, entre chaque mot, j'insère un mantra. Cette prière aide à nous concentrer sur le moment présent et à nous connecter à notre être intérieur. Wayne W. Dyer, docteur en psychologie et psychothérapeute de renommée internationale, le démontre bien sur son site : www.drwaynedyer.com. Il est l'auteur de nombreux best-sellers sur le développement personnel.

« Premièrement, je me concentre sur le mot *Notre*, et ensuite *Père*. Puis, je reviens dans l'espace qui sépare ces deux mots et je glisse le mantra « ahhhhhh ». Ensuite je poursuis avec *Père* et *qui*, en ajoutant « ahhhhhh » entre les deux. Je continue avec *qui* et *est* et le mantra entre les deux mots et ainsi de suite jusqu'au mot « *sanctifié* » inclusivement. » En glissant ce mantra momentanément dans les intervalles, on remarque à quel point nous nous sentons paisibles et détendus dans le silence.

Méditations 3 - Visualisation

J'entame ensuite une visualisation émotionnelle. Voici comment je procède : je prends d'abord un tableau, ou un grand carton, sur lequel je colle des images très précises de mes désirs les plus chers. Ils portent sur sept aspects de ma vie : spirituel, social, familial, professionnel, physique, émotionnel et matériel. Ils ont trait à notre santé, notre environnement, nos plaisirs, nos relations amoureuses, nos biens matériels... Comme ce tableau représente mes désirs à court, moyen et long termes, j'ai choisi uniquement des photos attrayantes et vibrantes. Cette activité, qui demande du temps et de la réflexion, peut s'avérer fort agréable, ludique et créative en plus de nous permettre de découvrir des faces cachées de nous-mêmes. Prenez le temps, dès aujourd'hui, de grappiller tout ce qui formera la scène idéale pour l'actualisation de vos désirs.

Dès que vous aurez complété votre tableau, commencez la visualisation suivante : les mains déposées, paumes vers les cuisses, l'index et le pouce collés, remplissez-vous d'amour inconditionnel en pensant à un être cher. Une fois enveloppé(e) de cet amour, visualisez chaque élément de votre tableau. L'intensité de l'émotion d'amour, de confiance et de beauté induite de cette manière, dans vos désirs, est le gage indéfectible de votre succès, c'est-à-dire, de leur manifestation.

Exemple 1 : pour obtenir l'auto de vos rêves, visualisez la couleur, la marque, la forme, l'intérieur... Surtout, ressentez la joie et le bonheur d'être au volant d'une telle voiture : la vôtre.

Exemple 2 : pour votre développement spirituel, laissez-vous guider par les gestes « sacrés » à poser pour pénétrer en vous. Pour ma part, j'ai collé sur mon tableau des photos : une statue du Christ, une pyramide d'Égypte et une dernière sur laquelle des coussins sont étalés sur un plancher autour d'une table basse. Des bougies allumées trônent çà et là dans cet espace. Les couleurs de ces photos m'inspiraient la douceur.

Pour chaque élément de notre vie, le but est d'arriver à ressentir l'émotion forte renvoyée par l'image.

Méditations 4 - Lumière

Je poursuis ma méditation du matin avec un exercice portant sur la lumière. Je m'enveloppe de couleurs lumineuses, je me laisse imprégner par elles. Je choisis trois couleurs signifiantes pour moi : le rose pour l'amour, le vert émeraude pour l'énergie physique et le violet pour sa qualité divine. Avec chaque couleur, je répète les gestes et les phrases suivantes :

Mains croisées sur le cœur : « Je suis lumière. »

Mains croisées sur le chakra de la racine (pubis) : « La lumière est en moi. »

Mains remontant en suivant la ligne centrale du corps jusqu'au-dessus de la tête : « La lumière passe à travers moi. »

Mains imitant un cercle autour de mon corps : « La lumière m'entoure. »

Mains imitant un toit au-dessus de la tête : « La lumière me protège. »

Je termine les mains croisées sur le cœur, en répétant : « Je suis lumière, je suis lumière, je suis lumière… »

Par exemple, je visualise la couleur rose qui voyage à travers mon corps. Je lui laisse le temps d'agir… Je voyage dans mon corps avec cette lumière en pensant : « La lumière améliore ma vue; la lumière relaxe les muscles de mon visage; la lumière guérit ma glande thyroïde; la lumière facilite la circulation dans mes bras; la lumière protège mon bassin, etc. »

Une fois cette action complétée, j'imagine un cocon de lumière rose envelopper mon corps.

Il suffit que vous choisissiez votre couleur et les régions de votre corps importantes pour vous.

Je recommence avec la deuxième couleur choisie.

Une fois ma méditation active complétée, je récite quelques prières universelles. Cette méditation peut durer environ de trente à quarante minutes. L'important n'est pas sa longueur, mais notre concentration. Mieux vaut une méditation courte où l'esprit est focalisé qu'une méditation plus longue où il s'éparpille. Maintenir sa concentration demeure un défi. Il s'agit d'une pratique à maîtriser constamment.

Une fois ma méditation du matin terminée, j'entame deux exercices courts et simples : une routine énergétique quotidienne 5 minutes et un peu de Qi Gong.

Ma méditation du soir est plus courte. En posant la tête sur mon oreiller, je remercie pour chacun des bienfaits de ma journée. Ensuite, en imagination, je remonte le déroulement de ma journée en partant du moment où je me suis couchée jusqu'au lever. Cela peut prendre deux à trois minutes.

La méditation peut transformer les énergies négatives en positives. Le mieux-être s'ensuit automatiquement.

Partage sur la
« Routine énergétique quotidienne 5 minutes » par Eva Gold[4]

La routine énergétique quotidienne calibre différents systèmes dans l'organisme afin d'atteindre un niveau optimal de circulation d'énergie. La combinaison de tous les exercices augmente la vitalité, l'assurance, la productivité et l'endurance, aide à réduire l'anxiété, favorise un sentiment de joie ainsi qu'une attitude positive. Elle facilite l'élimination des tensions accumulées et la nervosité. Cette routine peut être répétée au besoin durant la journée. Plus elle est pratiquée régulièrement, plus elle restaure efficacement l'équilibre et l'harmonie dans la vie.

Routine énergétique quotidienne 5 minutes
LES QUATRE PERCUSSIONS [THE FOUR THUMPS]
R27 [K27] (FIGURE 1)
BIENFAITS : Stimule le flot d'énergie à travers le système méridien; augmente la force et la vitalité de façon générale.

---

4 Praticienne certifiée et formatrice en médecine énergétique Eden [EEM]. *The Daily Energy Routine* as taught by Donna Eden – The founder of Eden Energy Medecine - Design and illustrations by Eva Gold (eva1gold.yahoo.com) © 2013 - Traductrice : Lise-Anne St-Vincent

MOUVEMENTS : Faire un « cran de 3 doigts » : apposer le pouce, l'index et le majeur ensemble, dans chaque main, et tapoter fermement ou masser les deux points d'acupression pendant vingt secondes.

Respirer profondément par le nez en expirant par la bouche pendant l'exercice.

RÉGION DU CORPS : Environ deux centimètres dessous et deux centimètres latéralement à la protubérance centrale de la clavicule; certaines personnes possèdent un petit creux à cet endroit.

TAPOTAGE DU THYMUS [THYMUS TAP] (FIGURE 2)

BIENFAITS : Active le système immunitaire. Cette glande endocrine soutient le corps dans son rôle de protection contre les maladies, les infections et les traumatismes.

MOUVEMENTS : Tapoter fermement avec tous les doigts sur le sternum pendant trois grandes respirations.

RÉGION DU CORPS : Au centre de la poitrine.

TAPOTAGE DE LA RATE [SPLEEN TAP] (FIGURE 3)

BIENFAITS : Soutient la fonction immunitaire; optimise la capacité du corps à métaboliser l'énergie, les substances et les pensées.

MOUVEMENTS : Tapoter avec chaque main en utilisant un « cran de 3 doigts » pendant trois grandes respirations.

RÉGION DU CORPS : En dessous de chaque sein, suivre le creux entre deux côtes, vis-à-vis les mamelons jusqu'en haut des côtes, au début des aisselles.

TAPOTAGE DES POMMETTES [CHEEKBONE TAP] (FIGURE 4)

BIENFAITS : Évacue au sol le surplus d'énergie, recentre et contribue au sentiment de bien-être général.

MOUVEMENTS : Tapoter avec chaque main en utilisant un « cran de 3 doigts » sur les pommettes, en dessous des yeux, pendant trois grandes respirations.

WAYNE COOK [WAYNE COOK] (FIGURE 5)

BIENFAITS : Corrige le sentiment d'être « submergé » par les événements, facilite la restructuration normale des énergies et procure une clarté mentale.

MOUVEMENTS : S'asseoir en allongeant bien la colonne vertébrale. Placer le pied gauche par-dessus le genou droit et entourer la cheville du pied gauche avec les doigts de la main droite. Prendre la plante du pied avec la main gauche en croisant par-dessus l'autre main. Respirer profondément et allonger la colonne en tirant le pied vers le haut. Expirer en relâchant doucement. Répéter quatre ou cinq fois. Changer de jambe. À la fin, décroiser les jambes et placer le bout des doigts les uns contre les autres afin de former un triangle. Placer le pouce sur le 3e œil et respirer profondément. Étirer doucement la peau du front avec les doigts à partir du milieu, terminer sur les tempes et relâcher les mains devant.

OUVERTURE DE LA COURONNE [CROWN PULL] (FIGURE 6)

BIENFAITS : Élimine les énergies stagnantes qui s'accumulent au niveau de la tête. Rafraîchit l'esprit et aide à oxygéner le cerveau.

MOUVEMENTS : Mettre les mains dos à dos, les doigts vers soi. Placer le bout des doigts sur une ligne imaginaire verticale entre les yeux sur le front. Peser légèrement et étirer la peau doucement avec les doigts du centre à la tempe en évacuant la pression vers l'extérieur. Respirer profondément. Déplacer les mains plus haut sur la ligne centrale jusqu'à ce que l'auriculaire touche la ligne des cheveux et répéter. Continuer ainsi en se déplaçant sur la ligne au centre de la tête jusqu'à la base du cou. Agripper ensuite chaque épaule avec une main, peser légèrement avec le bout des doigts et ramener les mains vers l'avant en exerçant une pression jusqu'à l'avant et relâcher les mains.

CROISEMENT SUR PLACE [CROSS CRAWL] (FIGURE 7)

BIENFAITS : Harmonise les énergies lors d'un épuisement physique ou mental qui semble sans cause apparente. Favorise le croisement des énergies entre les hémisphères droit et gauche.

MOUVEMENTS : Prendre une posture debout confortable et marcher sur place en levant le bras droit et le genou gauche simultanément afin qu'ils se touchent. Alterner avec le bras gauche et le genou droit. Continuer pendant une minute. Aller lentement. Peut aussi être fait en position assise ou couchée.

PURIFICATION SPINALE [SPINAL FLUSH] (FIGURE 8)

BIENFAITS : Stimule les points neurolymphatiques et nettoie le système lymphatique. Favorise une meilleure circulation dans l'ensemble du système nerveux.

MOUVEMENTS : Localiser avec le bout des doigts les points lymphatiques accessibles par le haut et le bas du dos, situés entre les vertèbres, de chaque côté de la colonne vertébrale, de la base du cou jusqu'au sacrum. Masser vigoureusement chaque paire de points avec les doigts ou les pouces dans un mouvement circulaire ou encore de bas en haut en adoptant un rythme d'environ cinq secondes. Éviter la colonne elle-même et les positions douloureuses. Balayer ensuite de haut en bas l'énergie avec les paumes de main.

ZIP [ZIP UP] (FIGURE 9)

BIENFAITS : Protège l'intégrité énergétique lorsqu'apparaît un sentiment de vulnérabilité et réduit les effets d'énergies négatives émanant d'autrui. Contribue à maintenir un flot équilibré d'énergie dans les méridiens Central et Gouverneur.

MOUVEMENTS : Placer une paume de main vers le bas sur l'os du pubis et la déplacer lentement vers le haut en traçant une ligne imaginaire jusqu'aux lèvres. Faire le même mouvement du sacrum vers le haut en suivant la colonne vertébrale aussi loin que la main se rend dans le haut du dos. Avec l'autre main, reprendre la trajectoire par le haut du dos et continuer à tracer la ligne sur la tête jusqu'à l'avant, dessous le nez. Au final, faire le geste de fermer à clef.

AGRAFE [HOOK UP] (FIGURE 10)

BIENFAITS : Connecte les méridiens Central et Gouverneur, augmente l'énergie spinale et la distribue à tous les autres systèmes d'énergie du corps. Calme.

MOUVEMENTS : Placer le majeur d'une main sur le 3e œil et placer le majeur de l'autre main à l'intérieur du nombril. Tendre la peau vers le haut simultanément avec les deux doigts. Tenir 30 secondes ou jusqu'à la manifestation spontanée d'un soupir ou d'un bâillement.

THE 5 MINUTE DAILY ENERGY ROUTINE
for balance and prevention

Design et illustrations par Eva Gold © 2013

Partage sur le Qi Gong
par Luce Desgagné

(Chi Kong, Chi Gong, Chi Kung, Ji Gong, prononcer : Tchi gong)
Un outil puissant de guérison et d'éveil de la conscience.
Méditation en mouvement par Luce Desgagné, enseignante de
Qi Gong - www.tai-chi-gong.org

Les Qi Gong sont des exercices favorisant la santé et la vitalité,
issus de la médecine traditionnelle chinoise (MTC) qui considère
la personne dans sa globalité et dans sa relation avec l'Univers.

Cette gymnastique millénaire constitue un art de vivre et
de bouger : une voie vers la santé et la vitalité. En unissant la
pensée créatrice à des mouvements doux et à une respiration
naturelle, nous entrons dans un état d'être unifié. L'esprit s'apaise,
la conscience s'ouvre sur une perspective plus vaste et se révèle
notre vraie nature. Nous accédons à la source universelle d'énergie
(QI) qui circule en nous et autour de nous. Cette ambiance
méditative, légère et profonde, modifie le métabolisme du corps
qui retrouve peu à peu son fonctionnement normal.

On attribue au Qi Gong de multiples vertus : il permet de
stimuler le système immunitaire, renforcer les défenses, corriger
la posture, augmenter la résistance à l'effort et aux infections,
chasser la maladie, améliorer la mémoire, la souplesse, la flexibilité
et enfin, retarder le processus de vieillissement. Longtemps

gardés secrets en Chine, ces exercices sont maintenant largement diffusés et pratiqués partout dans le monde.

Pour les Chinois, le corps et l'esprit sont totalement fusionnés. C'est leur nature propre. Il n'y a pas de division entre les deux. Le corps est aussi relié à son environnement. Il fait UN avec l'Univers, le paysage intérieur reflétant l'image du paysage extérieur.

Les sages de l'Antiquité ont créé un système de correspondance et d'analogie entre les cinq éléments de la nature et le cosmos (les saisons, les organes, les émotions, les astres, les saveurs…) qui sous-tend toute l'adaptation de l'homme à son environnement. Ce système est parfaitement cohérent, fonctionne de manière juste et pertinente au point de susciter beaucoup d'enthousiasme et de confiance partout dans le monde. Depuis des milliers d'années, en Chine, on s'en inspire dans l'art de vivre, de gouverner et de soigner. On y retrouve les notions fondamentales de la médecine traditionnelle chinoise : l'alimentation, les plantes, l'acupuncture et les exercices de Qi Gong.

Tout est en perpétuel changement dans la nature : l'alternance du jour et de la nuit, le va-et-vient des marées, les cycles de la Lune et des saisons en sont une évidente démonstration. Nous observons ces mouvements d'énergie en nous : les battements du cœur, la respiration, la digestion, etc. Ces cycles naturels et continus sont parfois interrompus dans le corps. La compétition, la performance et l'obligation d'obtenir des résultats provoquent une tension constante qui épuise l'organisme. Les contractions, les nœuds et les résistances bloquent l'énergie. Le mouvement ralentit et peut aller jusqu'à l'immobilisation. La maladie et le dysfonctionnement s'installent, provoquant l'épuisement, la perte d'inspiration et le manque de créativité.

« Qi » peut se traduire par énergie, « Gong » par travail et habileté, donc « Qi Gong » par exercices énergétiques.

Ce sont des mots.

Les mots, aussi utiles soient-ils, ne représentent pas la réalité dans sa totalité. Le mot n'est pas ce qu'il dépeint, il n'est qu'un concept. Prenons le thé par exemple. On peut le décrire avec des mots savants, intelligents, mais il se révélera à nous, dans toutes ses composantes, lorsque nous y aurons goûté. Il deviendra alors une réalité, un vécu.

Pour bien comprendre ce qu'est le Qi Gong, on doit élargir notre esprit, ouvrir notre cœur et transcender les mots. La réalité est toujours plus vaste que la description qu'on en fait. Il serait souhaitable que notre pensée cartésienne, avec sa tendance à définir, à décrire et à encadrer, s'ouvre à la pensée chinoise, celle qui associe, met en relation et se représente le monde dans son aspect vaste et illimité.

Imperceptible à l'origine, tôt ou tard, l'énergie se matérialise et nous apparaît sous différentes formes, nos sens pouvant enfin voir, toucher, sentir et goûter. Qi (énergie) est à la fois matériel et immatériel, physique et métaphysique. Qi Gong travaille aussi bien la forme que le sans-forme, le visible que l'invisible. Qi devenu visible se manifeste dans le monde matériel. Très rapidement, la pensée classe et nomme les formes : ceci est un homme, ceci est une femme, ceci un chat, ceci un arbre, etc. Par des descriptions précises et des définitions figées, cette gymnastique mentale divise l'énergie et la solidifie en concepts.

Cette vision rétrécie de la réalité gêne notre fonctionnement et limite notre pouvoir de créativité. La vie est mouvement, sans cesse en transformation, et ne peut être enfermée dans un ordre établi, un cadre défini.

Cependant, il est important de mentionner que les mots sont utiles. Ils soutiennent le monde phénoménal et nous permettent de communiquer entre nous. En ce sens, le mental est un outil précieux.

Notre mode de vie habituel et notre culture suivent un monde fabriqué d'images, d'idées et de concepts qui divisent et séparent. Cela a pour effet de nous éloigner les uns des autres. Des frontières imaginaires sont érigées selon nos valeurs, notre religion, notre sexe, notre milieu et nous suivons aveuglément ces schémas fixés par notre système de valeurs. Cela engendre la peur, l'inquiétude et l'angoisse, créant des tensions dans notre corps et bloquant la libre circulation de l'énergie. Ces nœuds et ces résistances sont à l'origine de tous nos soucis et de nos maladies.

Cette vision séparée de notre corps est à l'origine de nos plus grandes souffrances et nous cherchons désespérément à retrouver l'unité. Cette quête nous éloigne, dans la mesure où nous regardons au mauvais endroit. Nous cherchons à l'extérieur ce qui est en nous. Lorsque nous cessons de chercher, le corps se détend et vient cette paix, l'abandon de toutes les images et de tous les concepts. Cet organisme si merveilleux se répare, se débarrasse de ses fatigues, se refait une vitalité. Tout est changé, tout est neuf à chaque instant. S'abandonner à l'intelligence de la Vie est notre richesse. L'Être que nous sommes transcende toute compréhension, plus vaste que toutes nos connaissances.

Simplement, sans efforts, suivons d'instant en instant la sensation vivante du corps au lieu des idées figées et mortes. Vivre sa vie, et non plus la penser ou l'imaginer. Pratiquer les Qi Gong avec patience, persévérance et constance. Ces mouvements doux font circuler l'énergie, telle l'eau qui coule en douceur. Cette énergie finit par éroder les obstacles et à circuler en abondance jusque dans les profondeurs de chaque cellule.

Qi Gong, c'est tourner les yeux vers l'intérieur et regarder l'Univers au plus profond de soi; c'est apprécier chaque instant, goûter, savourer, vivre, sourire, aimer sans limites.

L'être est traité globalement. La guérison se fait sentir sur tous les plans : physique, émotionnel, mental, spirituel.

L'histoire du Qi Gong est fort intéressante. Son origine remonte à environ 4 000 ans et a suivi différents courants de la culture chinoise comme le bouddhisme, le confucianisme, le taoïsme, la médecine et les arts martiaux traditionnels. De nombreuses méthodes ont été développées pour entretenir la santé, renforcer la vitalité, équilibrer les émotions, nourrir l'esprit, développer son plein potentiel, accéder à la vie spirituelle, etc.

Qi Gong est un terme plutôt récent (1949) qui reprend les procédés anciens. Pendant quinze ans, on a assisté à une expansion massive de la médecine traditionnelle chinoise et à une large diffusion du Qi Gong. Puis ce fut la révolution culturelle. Le gouvernement chinois mit les traditions anciennes au rancart afin de promouvoir de nouvelles technologies. Toutes les formes de médecines et d'exercices furent alors interdites et réprimées au même titre que les recherches scientifiques, intellectuelles et universitaires sous prétexte qu'elles nuisaient au progrès.

L'interdiction massive non sélective fut maintenue pendant plus d'une dizaine d'années et on assista à une période de famine et de pauvreté extrême. L'art du Qi Gong fut conservé secret par des groupes d'initiés : les taoïstes, les érudits confucéens, les prêtres et certains médecins.

En 1979, les autorités chinoises ont permis le retour de la médecine traditionnelle pour soigner plus d'un milliard d'individus affaiblis, malades et pauvres. Pour soulager et guérir la population, plusieurs exercices de santé ont été introduits, provenant de toutes les origines : chamaniques, religieuses, thérapeutiques et sectaires (Falun Gong). C'est la fièvre du Qi Gong des années 80 et 90. Les résultats s'avérèrent si concluants que les autorités ont eu peur de ce pouvoir émergeant de la population. Ce fut de nouveau la répression. Depuis 2001, les autorités chinoises tolèrent cette pratique, mais les exercices sur la place publique sont surveillés et doivent être documentés, accrédités, leurs résultats prouvés par des enquêtes d'unités de recherche scientifique.

Aujourd'hui, dans les hôpitaux chinois, on utilise à la fois l'acupuncture, la pharmacopée et le Qi Gong pour aider le corps dans son processus de guérison. Cette médecine est parfaitement reconnue et de nombreuses écoles de Qi Gong sont apparues partout dans le monde. La pratique de cet art est recommandée dans le cadre de toute démarche thérapeutique et préventive.

La voie médicale, cet art traditionnel millénaire, doit être abordée avec respect et humilité. Les sages nous ont donné un puissant outil de guérison et de connaissance de soi, mais il convient de transposer avec précision et délicatesse ces mouvements dans le corps en respectant bien ses limites et ses capacités. Notre habitude à l'effort et notre tendance à tout s'approprier doivent être remises en question. Les muscles doivent être détendus afin que l'énergie circule abondamment. Ce sont des exercices énergétiques et non pas uniquement des exercices physiques ou de simples techniques de relaxation.

La médecine traditionnelle chinoise part du principe suivant : la maladie s'installe et se développe aux endroits tendus, parce que l'énergie ne circule pas. Cette médecine n'est pas incompatible avec la pensée scientifique, soit l'idée ancienne d'un univers mécanique où chaque chose arrive pour une raison spécifique sur la ligne du temps. Selon la physique quantique, ce n'est pas la matière, mais la conscience et l'esprit qui sont essentiels. Le champ d'énergie intelligent, porteur de l'information, précède et forme la matière.

« Un être humain est une partie du tout que nous appelons " Univers ", une partie limitée par l'Espace et le Temps… Il expérimente lui-même ses pensées et ses sentiments séparément – une sorte d'illusion d'optique de la conscience. Cette illusion est pour nous une forme de prison et notre tâche doit être de nous libérer de cette prison en élargissant notre cercle de compassion, pour embrasser dans leur beauté toutes les créatures vivantes et l'ensemble de la nature. »

« Pourquoi voudriez-vous qu'il y ait sur la Terre une multitude de vies ? Il n'y a qu'une vie qui, végétale, animale ou humaine, naît, rit, pleure, jouit, souffre et meurt. Une seule. Et c'est déjà bien assez merveilleux. » Albert Einstein

Notre médecine conventionnelle trouve aussi des vertus aux exercices Qi Gong. Plusieurs hôpitaux les ont même déjà intégrés comme soutiens à toute forme thérapeutique.

Les exercices Qi Gong sont « Écoute » sans direction, sans but à atteindre. Ils sont exécutés chaque fois comme si c'était la première fois, et chaque fois comme si c'était la dernière fois, sans futur et sans mémoire. Rien n'est à atteindre, car ce que l'on cherche, nous le sommes déjà.

Le Qi Gong nous permet d'aller à la rencontre des nœuds de l'ego, du bavardage mental, des automatismes, de tout ce qui tient, retient et maintient le corps dans un espace rétréci, gênant son bon fonctionnement. Mises à jour par la conscience, les résistances cèdent à la lumière, comme des fantômes démasqués : les tensions du corps se ramollissent et lâchent sous le regard vigilant, ce dernier agissant comme un puissant révélateur.

À tout moment, les mouvements éveillent la sensation du corps et en affinent la sensibilité. C'est une exploration sans fin, une rencontre intime avec les profondeurs de notre Être. L'essentiel n'est pas pensé, mais vécu intensément et senti.

Dans cette totale disponibilité, dans cette absence de tout mot, jugement, critique ou évaluation, le corps se détend et l'énergie se remet en route. Le rééquilibrage énergétique fait reculer les mille maladies, rend au corps sa liberté et ouvre l'esprit sur un espace plus vaste. Nous sommes alors reliés à l'Essence même de la vie, connectés à la Source de vitalité; nous sommes revenus chez nous. Peu importe leur niveau, les pratiquants retrouvent aisance et légèreté après chaque séance.

L'écoute amène le mental au silence et la joie jaillit de l'instant vécu intensément.

« *Lorsque le corps est écouté, il devient vivant, habité, sensible, attentif. Il respire et se détend. Le corps exprime ainsi au mieux la perspective intérieure. Lorsque vous êtes dans votre axe, il le manifeste par son expansion et sa tranquillité. Lorsque vous quittez votre axe, il le manifeste par la tension et l'agitation.* » Jean-Marc Mantel

Grâce à cette pratique, l'inquiétude cède à la créativité, et la fatigue, à la légèreté. Une fois l'esprit désencombré des attachements au passé et de la fascination pour le futur, une porte s'ouvre sur l'éternel présent, vivant, vivifiant. Ces exercices sont lents, faciles d'exécution, simples, méditatifs et ils s'adressent à tout le monde, tout être sensible à la recherche d'équilibre et d'harmonie.

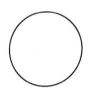 En observant la nature et en faisant des recherches sur l'énergie qu'elle dégage sur le corps et à l'intérieur de celui-ci, les taoïstes sont arrivés à remonter à la source de l'énergie de la nature et à la toucher. Pour cette « expédition », ils ont utilisé la méditation et cette recherche les a menés à la découverte du néant primordial. Ce vide est le commencement de toute création. Ils ont appelé ce néant « Wu Chi » et ils l'ont décrit comme un grand cercle vide.

 Dans ce grand cercle, l'énergie se divise en Yin et Yang. Ils apparaissent simultanément et ne peuvent être séparés. Ils sont indissociables comme le jour de la nuit. Le grand cercle les garde unis et en parfait équilibre comme le symbole Tai Chi nous l'illustre.

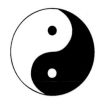 L'Énergie prend alors deux formes combinées :
- L'état solide « Yin » : forme visible, matérialisée, condensée comme la Terre.
- L'état subtil « Yang » : immatériel, invisible comme le Ciel.

L'Énergie peut passer d'un état à l'autre : en se concentrant pour donner la forme, ou en se dissolvant dans le sans-forme.

Les maladies actuelles ou malaises sont l'aboutissement d'un long processus et on ne peut régler le problème uniquement là où il s'exprime, c'est-à-dire au niveau des symptômes. Il nous faut travailler globalement. Chaque exercice de Qi Gong (mouvement dynamique ou posture statique) vise toutes les voies de circulation énergétiques (méridiens). Inutile de chercher à éliminer un sévère blocage énergétique dans un endroit précis du corps. Il faut d'abord s'assurer que toutes les voies de circulation sont perméables, sinon nous déplaçons l'obstacle d'un endroit à un autre.

La pratique du Qi Gong apporte des bienfaits majeurs :

- Amélioration de la santé des personnes souffrant de maladie cardio-vasculaire, d'hypertension, de cancer, d'insomnie, de diabète, de paralysie, de maladie dégénérative, de déficit immunitaire, d'asthme, de douleurs chroniques et plus encore;

- Prévention des maladies grâce à l'assouplissement, l'aisance et la flexibilité des articulations, à l'entretien de la mémoire, à la gestion du stress, à une meilleure qualité de sommeil, à un équilibre psychosomatique, à une meilleure vitalité, à une démarche souple et assurée;

- Croissance personnelle en augmentant la confiance en soi, en développant la créativité et une meilleure capacité d'adaptation, une plus grande sensibilité, et ce, en harmonisant les émotions;
- Évolution spirituelle par la capacité de prendre du recul et de voir les situations selon une perspective plus vaste, libérée du bavardage mental.

De nombreuses recherches scientifiques ont été effectuées partout dans le monde, tant en Occident qu'en Orient. Elles ont largement démontré l'efficacité du Qi Gong et la relation entre l'énergie universelle et l'électricité du corps.

Une des plus importantes recherches a été réalisée en Chine sur une période de quatre ans par la clinique de Qi Gong Huaxia Zhineng. On a suivi 47 864 patients atteints de 209 types de maladies différentes, hommes et femmes de tous âges. Certains souffraient depuis plusieurs années. L'étude s'est terminée en décembre 1996. On a répertorié 23,5 % cas de guérison et 75,5 % cas d'amélioration de l'état des individus. Les Qi Gong se sont montrés inefficaces dans 0,95 % des cas. De plus, les améliorations furent constatées dès les premiers mois de pratique de Qi Gong. Le site http://tai-chi-gong.org/chigong.htm présente le protocole de recherche, l'analyse et les résultats précis pour chaque type de maladie étudiée.

Les services d'oncologie de certains hôpitaux québécois et de partout dans le monde ont commencé à mettre en place des ressources pour leurs patients atteints de cancer afin de les aider à traverser cette période éprouvante de leur vie. Parmi ces ressources, on retrouve de plus en plus les exercices de Qi Gong.

Voici quatre exercices de Qi Gong, simples et efficaces, à pratiquer en douceur, de quinze à vingt minutes par jour minimum : deux postures statiques et deux mouvements dynamiques. Les résultats apparaîtront dès la première séance.

Exercices[5]

Exercice 1 : Posture statique, assoyez-vous sur une chaise :

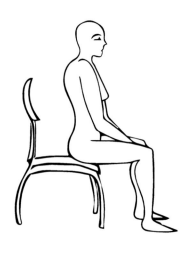

- Quittez le dossier de la chaise et avancez votre bassin pour prendre appui sur le tiers avant de la chaise;
- Gardez les deux pieds bien à plat sur le sol, ouverts à la largeur des épaules, alignés avec les genoux, les hanches et les épaules;
- Les mains déposées naturellement sur le support de vos jambes;
- Fermez les yeux et relaxez;
- Restez tranquille et laissez-vous bercer par le souffle;
- Laissez circuler les pensées, les sensations et les émotions sans vous y attacher, sans les suivre;
- Desserrez les dents, relâchez la mâchoire et amenez un léger sourire sur les lèvres;

5 Illustrations par Roger Jacques, 2015

- Votre corps s'équilibre et s'harmonise de lui-même dans votre tranquillité; faites confiance, cela se fait en vous;
- Tenez la posture le temps qu'il faut; la détente du corps et de l'esprit vous guidera vers la plénitude.

Exercice 2 : Assis, rotation du bassin

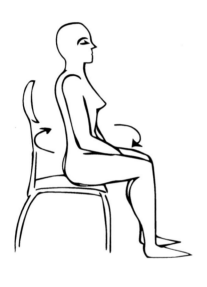

- Restez assis sur la chaise et dans cet état de détente profonde, faites des rotations avec le bassin;
- Amenez le poids vers l'arrière en prenant appui un peu plus loin vers le coccyx sans soulever le pubis;
- Ensuite, roulez le bassin vers la droite jusqu'à prendre appui sur la fesse droite sans soulever le côté gauche;
- Continuez de rouler vers l'avant en prenant appui sur le pubis sans soulever le coccyx;
- Roulez maintenant vers la gauche et continuez de faire tourner le bassin sur la chaise;
- Prenez de l'ampleur sans forcer et en gardant le maximum de contact avec la terre, donc avec la chaise;
- Imaginez que vous faites couler un liquide lumineux dans le fond du bassin; ce liquide viendra assouplir les

articulations, réchauffer les fibres, liquéfier tout ce qui a pu se rigidifier;

- Après un moment, inversez le sens de la rotation; travaillez avec lenteur;
- Revenez ensuite à la position immobile et observez les effets;
- Observez cette sensation d'avoir un bassin plus large, un ancrage plus solide à la terre; sentez les mouvements énergétiques dans le fond du bassin, la sensibilité des hanches, du périnée, du ventre, des reins, tout le bassin bien vivant, vivifié, l'énergie y circulant abondamment.

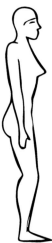

En Qi Gong, le bassin s'appelle le dantian (tantien) et c'est la partie la plus importante du corps. C'est le grand bol dans lequel se fait l'alchimie de notre transformation. Rouler le bassin stimule le système immunitaire et remets en route notre force de vie : ce grand pouvoir de création et de guérison, là dans la profondeur de notre corps, à l'origine de la vie en nous.

Exercice 3 : Posture statique. Debout, tranquille

- Debout, immobile; respirez calmement par le nez;
- Les deux pieds ouverts à la largeur des épaules, répartissez le poids également sur les deux pieds;
- Les genoux légèrement fléchis, soulagez le bas du dos avec cette impression d'être assis sur un petit banc;

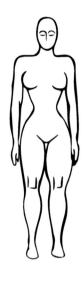

- Rentrez la poitrine, et non pas bomber le torse;
- Les épaules sont tombantes, mais pas courbées;
- Les aisselles dégagées, les bras flottent de chaque côté du corps, les doigts sont détendus;
- Rentrez légèrement le menton pour allonger les cervicales;
- Les yeux sont fermés ou mi-clos; gardez un léger sourire sur les lèvres, le sourire profond du cœur;
- Le corps est déposé dans l'espace; sensation de flotter dans l'eau; vous avez la sensation de dormir, mais vous ne dormez pas;
- Tout le corps s'allonge vers le ciel et s'étire dans la terre au-delà des pieds.

Exercice 4 : Debout, « Le QI »

- Debout comme dans la posture précédente;
- Les mains montent pour saisir un ballon imaginaire devant vous;
- Les mains sont face à face devant le nombril;
- Prenez le temps d'écouter les mains; laissez venir la sensation; l'énergie est captée par votre attention et votre disponibilité;
- Laissez le ballon prendre de l'expansion; à l'inspiration, guidées par les coudes, les mains s'écartent, tout le

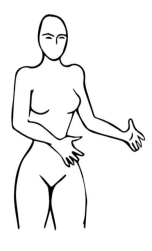

corps s'ouvre comme un ballon qui se gonfle;

- Ne forcez rien; respectez la limite de votre corps physique; votre conscience, votre corps subtil, énergétique, invisible est sans limites et s'ouvre jusqu'à l'infini; vous fusionnez avec l'Univers;
- À l'expiration, le souffle se retire et le ballon se dégonfle; guidées par les coudes, les mains se rapprochent doucement sans se toucher; vous ramenez votre attention dans la profondeur de votre corps, dans l'infiniment petit;
- L'aller-retour fait communiquer l'infiniment grand avec l'infiniment petit; vous travaillez autant dans le corps visible que dans l'invisible, sans préférence ni distinction, dans la continuité;

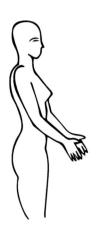

- L'énergie pure, claire, universelle vous traverse; elle viendra soulager, guérir, fortifier, nettoyer tout ce qui a besoin de l'être dans le corps; faites confiance et abandonnez-vous à l'intelligence de la vie; l'énergie sait exactement ce qu'elle a à faire; laissez-vous faire; le mouvement se fait tout seul;
- Ce mouvement peut aussi se faire assis ou couché;

- Pour terminer l'exercice, ramenez les mains sur le ventre dans un geste très symbolique de retour à soi; les femmes mettent d'abord la main droite sur le ventre, l'autre par-dessus; les hommes font l'inverse; vous respirez sous vos mains;

- Vous êtes maintenant connecté à la source de santé et de vitalité disponible au fond de votre bassin, dans la rencontre du ciel et de la terre : source intarissable d'énergie toujours disponible, à laquelle vous pouvez revenir comme bon vous semble; c'est en vous;

- Finalement, vous séparez les mains de part et d'autre; vous ouvrez les yeux délicatement et vous bougez tout doucement avec le nouveau corps de QI, ce nouveau corps de relation; tout est changé, tout est guéri; les Chinois disent : « Hao le » (prononcer…hâ o la).

Ces exercices Qi Gong s'avèrent une belle rencontre avec soi-même au cœur de l'instant, un geste d'amour et de bienveillance. Se sentir en paix et en harmonie est une condition essentielle à notre démarche de rétablissement, car il est difficile de guérir dans la peur et l'inquiétude. L'esprit tourmenté tourmente le corps, la tranquillité le soulage; il s'apaise alors et se transforme. Le travail corporel des Qi Gong agit rapidement sur le corps et la pensée; il nous amène directement à l'énergie pure désencombrée du bavardage mental. Ses effets bénéfiques seront tributaires de notre engagement à une pratique quotidienne et constante; et ils seront décuplés à l'intérieur d'un groupe.

Vous trouverez sur le site, http ://tai-chi-gong.org/chigong.
htm, des textes, des études et des liens permettant d'approfondir le
sujet. Toutefois, rappelons-nous que le pouvoir de guérison émane
des profondeurs de notre être, dans l'écoute, dans l'abandon et
dans l'intensité de chaque instant.

PARTAGE SUR LE EFT - TECHNIQUE DE LIBÉRATION ÉMOTIONNELLE PAR SOPHIE MERLE

Le plus bel exercice qui m'ait été donné de découvrir, grâce à mon amie Judith, est relié à l'intégration de mes émotions. Appris il y a plusieurs années déjà, sous la supervision de cette amie, je l'ai constamment utilisé dans tous les aspects de ma vie. C'est ainsi que j'ai appris à gérer mes émotions et à les intégrer de façon harmonieuse. Pour moi le EFT est le plus puissant agent modérateur et libérateur de toutes nos émotions mises ensemble.

EFT -TECHNIQUE DE LIBÉRATION ÉMOTIONNELLE[6]
[...] Avis important

Bien que la plupart des gens obtiennent des résultats spectaculaires avec EFT-Emotional Freedom Techniques, et bien qu'EFT n'ait apparemment jamais fait de mal à qui que ce soit depuis sa création, Sophie MERLE, auteure/éditrice du présent ouvrage, et ses assistants techniques, ne peuvent vous garantir que EFT, toujours au stade expérimental, réponde à vos attentes, ni que la technique soit aussi facile à pratiquer pour vous qu'elle l'est pour d'autres.

Gary CRAIG, créateur de EFT et Sophie MERLE, représentant EFT dans ces pages, ne sont PAS des physiciens diplômés de la santé physique et émotionnelle et chacun d'eux vous offre EFT uniquement en tant que *coach* spécialisé dans l'aide à l'épanouissement personnel.

Vous êtes prié de consulter votre médecin avant d'entreprendre EFT en cas de troubles physiques et/ou émotionnels graves ou si vous avez le moindre doute sur votre santé. N'arrêtez pas la prise de médicaments sans l'avis de votre médecin traitant. En outre, le mandat de EFT n'est pas de se substituer au suivi d'une thérapie en cours, mais d'y coopérer en vue de faciliter un bien-être optimal.

INSTRUCTIONS DE BASE

Procédé connu sous les appellations interchangeables de « Médecine énergétique », « Psychologie énergétique », « Acupuncture émotionnelle », « Thérapie des méridiens » ou « Méthode de tapping », Emotional Freedom Techniques ou EFT (e-f-ti) est une méthode de soins énergétiques créée par Gary Craig (www.emofree.com) dans les années 90. Elle connaît actuellement une percée triomphale à travers le monde entier, en y révolutionnant les manières habituelles de traiter la souffrance. Ce succès repose sur une action facile qui redonne toute son aisance au corps et à l'esprit.

[…]La souffrance émotionnelle procède d'un bouleversement du flot de l'énergie à travers la structure énergétique du corps. EFT rétablit l'harmonie énergétique par le biais des méridiens de l'acupuncture chinoise, chemins qu'emprunte l'énergie pour se mouvoir à travers l'organisme. Ce rétablissement énergétique s'exécute par un tapotement léger sur certains points précis du visage, du haut du corps et des mains, tout en prêtant attention à la souffrance physique ou émotionnelle ressentie. Les blocages d'énergie qui la provoquent vont alors rapidement se dissoudre, soulageant la personne du mal qu'elle éprouvait.

Des troubles énergétiques provenant de chocs émotionnels non résolus sont la véritable cause de toutes nos peines, angoisses et tourments. L'évocation d'un souvenir malheureux ne produit pas la souffrance morale. Elle ne joue qu'un rôle secondaire. La détresse ressentie provient de blocages d'énergie qui se sont formés lorsque le choc émotionnel s'est produit, initiant une perturbation énergétique qui se remet en route chaque fois que l'on se remémore l'événement ou que l'on pense à des choses qui lui ressemblent. Lorsqu'un événement ne laisse pas de traces dans le système énergétique, l'évoquer ne produit aucun sentiment de peur, de tristesse, de colère, etc. Ce qui explique pourquoi certaines personnes reprennent rapidement le dessus à la suite d'un événement difficile tandis que d'autres sont incapables de retrouver la paix. Ces dernières souffrent d'un déséquilibre énergétique qui est la véritable cause de leurs tourments. Dès que les blocages d'énergie liés aux traumatismes vécus sont dissous, la détresse disparaît. Le souvenir des événements cesse de faire impitoyablement souffrir. Sans blocages d'énergie et les turbulences qu'ils occasionnent dans le système énergétique, la pensée est neutre, dépourvue de sentiments déplaisants.

LA ROUTINE DE SOINS DE EFT

La routine de soins comporte cinq étapes successives :

1. La concentration sur le problème;
2. L'évaluation du degré de souffrance ressentie;
3. La mise en scène (formulation de la séquence de *tapping*);
4. La ronde de *tapping* avec la phrase de « rappel »;
5. La réévaluation du degré de souffrance.

1. La concentration sur le problème

Cette première étape consiste à porter votre attention sur le problème que vous désirez résoudre afin d'activer les turbulences énergétiques produites par les blocages d'énergie liés au problème en question et qui sont déjà ancrées dans votre système énergétique. Sans cette mise en place initiale, la séquence de soins viserait dans le vide et serait sans effet. Ces turbulences énergétiques vont vous faire éprouver des sentiments particuliers, voire une pression ou une douleur quelque part dans votre corps. C'est alors que vous passerez à l'étape d'évaluation du degré de souffrance que vous ressentez...

Exemple

Je ressens une colère profonde contre mon mari.

2. L'évaluation du degré de souffrance ressentie

Qu'elles soient d'ordre émotionnel ou physique, l'objectif de EFT, c'est d'arriver à guérir les souffrances en profondeur. L'évaluation sert à estimer leur intensité avant chaque ronde de *tapping*, de façon à pouvoir noter les progrès réalisés à la fin. On identifie les « unités subjectives de détresse » (Subjective Units of Distress ou SUD), jusqu'à ce que EFT ait traité toute la souffrance, l'évaluation s'effectuant sur une échelle de 0 à 10, le chiffre 10 indiquant une douleur émotionnelle ou physique intense et le 0 marquant sa disparition complète.

Suite de l'exemple

Mon degré de colère est 10 sur 10

Quelques conseils pour une bonne évaluation :
Il est important d'évaluer le niveau de souffrance telle qu'on la ressent à l'instant présent, et non pas sur une intensité passée ou que l'on espère atteindre plus tard. Le premier chiffre qui se présente à l'esprit est généralement le bon. Servez-vous de ce chiffre pour évaluer votre progression, même si vous doutez de sa justesse. D'une façon moins précise, vous pouvez aussi juger de l'intensité d'une souffrance en la qualifiant de « faible », « modérée » ou « forte ». Lorsque vous avez évalué ce degré de souffrance (qu'il vaut mieux noter par écrit), vous passez alors à l'étape suivante...

3. La mise en scène (formulation de la séquence de tapping)

La mise en scène est une étape cruciale qui instruit l'esprit inconscient des changements profonds que l'on désire effectuer, car s'il n'est pas averti, il peut s'y opposer catégoriquement. Lorsqu'on passe son temps à lutter contre les mêmes problèmes, c'est qu'ils sont étroitement liés à une censure exercée par son inconscient selon des directives que nous lui avons nous-mêmes données (le plus souvent sans nous en douter consciemment).

[…] La mise en scène s'effectue en prononçant une phrase qui exprime spécifiquement l'émotion ou la douleur physique que l'on désire soigner, tout en stimulant un point énergétique particulier.

La phrase stipule que l'on s'accepte, malgré tous ses défauts, problèmes et manques dans la vie. Une affirmation qui cesse la lutte intérieure un moment, le temps d'effectuer une ronde libératrice de *tapping* sans interférence inconsciente. Pour une douleur, vous diriez : « Je m'accepte complètement, même si j'ai cette douleur à l'épaule. »

Quand l'acceptation de soi-même et de ses problèmes est difficile, et elle l'est pour bon nombre d'entre nous, il faut prendre cette étape de EFT comme un jeu, sans trop se soucier de la véracité de l'énoncé, se souvenant que l'on fait invariablement de son mieux selon les possibilités présentes.

Exemple
« Je m'accepte complètement, même si je ressens cette profonde colère contre mon mari. »

Répétez cette phrase trois fois de suite, de préférence tout haut, avec autant d'emphase que possible, en frappant vigoureusement le point Karaté, tout en portant votre attention sur la douleur physique ou l'émotion exprimée dans la phrase.
[…]Pour trouver le point Karaté : il se situe sur la tranche de la main, entre la base de l'auriculaire et le début du poignet.

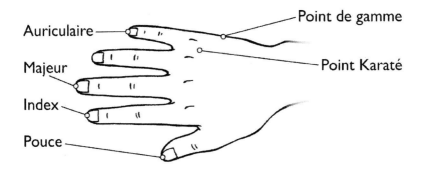

[...] Immédiatement après l'étape de mise en scène qui sert à faire tomber momentanément les résistances intérieures, il faut commencer très vite la ronde de *tapping*, l'étape libératrice de EFT.

4) La ronde de tapping avec la phrase de « rappel »

Une ronde de *tapping* s'effectue en tapotant légèrement du bout de l'index et du majeur la série de points ci-dessous, en répétant une courte phrase de rappel du problème, une fois seulement à chaque point.

[...] La ronde de *tapping* suit un mouvement descendant allant du visage aux mains. Vous pouvez utiliser n'importe quelle main pour tapoter les points, voire changer de main en milieu de ronde, et stimuler les points sur le côté du corps qui vous convient le mieux, et même changer de côté en cours de route si vous en avez envie.

Il faut donner entre sept et dix petits coups sur chaque point d'intervention, suivant la longueur de la phrase de rappel (pas moins de cinq), sans compter les battements durant la séquence, ce qui gênerait la concentration qui doit se faire sur le problème. Certains donnent de petits coups très rapides, d'autres beaucoup plus lents. Suivez votre rythme, sans frapper trop fort, juste assez pour stimuler les points. [...]

Poursuite de l'exemple

Tapotez les points indiqués ici-bas en disant : colère/mari en ressentant l'émotion.

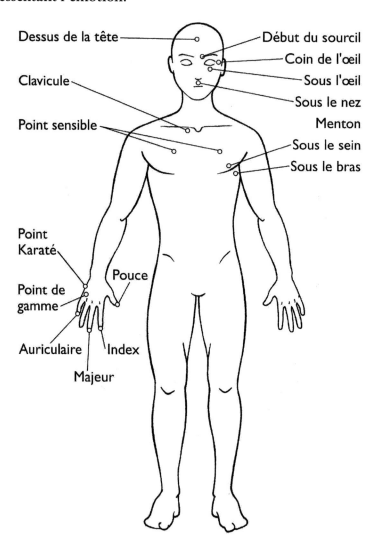

1. Sourcil : Le point se trouve au début du sourcil du côté du nez.
2. Extérieur de l'œil : Le point se trouve sur l'os de l'orbite à la fin du sourcil.
3. Sous l'œil : Le point se trouve sur l'os de l'orbite, à la verticale de la pupille quand on regarde droit devant soi.
4. Sous le nez : Le point se trouve au centre de l'espace entre le nez et la lèvre supérieure.
5. Creux du menton : Le point se trouve dans le creux entre la lèvre inférieure et la bosse du menton.
6. Clavicule : Le point se trouve à droite ou à gauche du « V » central qui joint les deux clavicules, juste sous la bosse de l'os; le point est frappé du bout des cinq doigts plus fortement qu'ailleurs.
7. Sous le bras : Le point se trouve à une dizaine de centimètres sous l'aisselle, là où se place la bande latérale d'un soutien-gorge; on peut tapoter ce point du bout des cinq doigts.
8. Sous le sein : Le point se trouve juste en dessous du mamelon chez les hommes et chez les femmes, dans le même axe sous la masse mammaire.
9. Pouce : Le point se trouve à la base de l'ongle du côté extérieur de la main.
10. Index : Le point se trouve à la base de l'ongle du côté tourné vers le pouce.
11. Majeur : Le point se trouve à la base de l'ongle du côté tourné vers le pouce.
12. Auriculaire : Le point se trouve à la base de l'ongle du côté tourné vers le pouce.
13. Point Karaté : Le point se trouve sur la tranche de la main, entre la base de l'auriculaire et le début du poignet. […]

Lorsque la ronde de *tapping* est terminée, vous passez alors à l'étape de réévaluation de votre niveau de souffrance, comme ceci :

5) La réévaluation

Cette étape sert à évaluer les progrès réalisés durant la ronde de *tapping* qui vient d'être exécutée. Si un 7 quantifiait au départ votre niveau de détresse, avez-vous atteint un paisible 0 en terminant la ronde ? Un 3 ou un 5 ? Êtes-vous resté cloué sur place, aux prises avec un 7 inflexible ?

Peut-être avez-vous atteint un chiffre supérieur avec un 8 ou un 10 ?

Toutes ces possibilités peuvent se présenter pour les raisons suivantes lorsque le soulagement attendu tarde à s'opérer :

a) Votre attention s'est dissipée au cours de la ronde de *tapping*; de ce fait, la flèche (la ronde de EFT) a manqué sa cible (le problème);

b) Vous n'avez pas décrit votre problème de manière assez précise dans la phrase de mise en scène ou vous n'avez pas employé les mots exacts (même les plus crus) ou vous avez manqué d'emphase dans son énoncé. […]

D'autres exemples :
La phrase de mise en scène se construit toujours de la même façon; il n'y a que le segment associé au problème qui change.

- Je m'accepte complètement, même si j'ai peur de monter en avion.

- Je m'accepte complètement, même si je suis triste d'avoir pris cette mauvaise décision.

- Je m'accepte complètement, même si je me sens vulnérable avec tous ces kilos en trop.

La phrase de rappel de *tapping* sur les différents points serait alors :

- Peur/avion

- Triste/mauvaise décision

- Vulnérable/kilos en trop

[...]

Une session de EFT offre toujours la paix intérieure avec une sensation nouvelle de liberté. [...]

[...]

Sommaire de la routine de soins de EFT

- Portez votre attention sur l'émotion que vous cause le problème ou sur la douleur physique ressentie.

- Évaluez entre 0 et 10 le degré d'intensité de l'émotion ou de la douleur, 10 étant le plus élevé.

- Répétez trois fois de suite la phrase de mise en scène (de préférence tout haut), en stimulant le point Karaté.

- Effectuez la ronde de *tapping* avec la courte phrase de rappel (à dire une fois seulement à chaque point, si possible tout haut) en stimulant d'un frappement continu les points suivants :

1) Début du sourcil

2) Coin extérieur de l'œil

3) Sous l'œil

4) Sous le nez

5) Creux du menton

6) Clavicule

7) Sous le bras

8) Sous le sein

9) Pouce

10) Index

11) Majeur

12) Auriculaire

13) Point Karaté

[…]

Réévaluez ensuite le degré d'intensité de l'émotion qui accompagnait le problème, puis effectuez autant de rondes qu'il en faut pour dissiper ses effets physiques ou émotifs, vous souvenant que les rondes subséquentes tiennent compte des progrès parcourus lors de la première ronde même s'ils ne sont pas apparents sur l'échelle des valeurs subjectives de détresse.

Pour vous procurer gratuitement le manuel EFT de Gary Craig (en anglais), veuillez-vous rendre sur le site : www.emofree.com

Titres d'ouvrages par Sophie MERLE

Titres disponibles en librairie :

EFT-PSYCHOLOGIE ÉNERGÉTIQUE,
Éditions Médicis et Grand Livre du Mois (LE CLUB).

EFT et FENG SHUI,
Éditions Médicis et Grand Livre du Mois (LE
CLUB).

FENG SHUI : L'outil de l'harmonie pour réussir sa vie, Éditions Dervy et Grand Livre du Mois (LE CLUB).

Titres disponibles en téléchargement immédiat (e-book) :

Voir le site http ://www.sophiemerle-editions-du-soleil.com

Partage sur la peinture thérapeutique par Micheline Cossette

Peintre-thérapeute-pédagogue

« La conscience des forces vivantes de l'arc-en-ciel en nous, une force *guérissante* pour l'âme humaine. » Enfant, je me souviens d'avoir dit à ma mère : « Un jour, je découvrirai une couleur magique qu'on ne voit pas. » J'ai découvert au cours des ans et au fil des expériences de la vie ce que j'appellerai une nostalgie des couleurs aspirant à être délivrées et à vivre dans l'âme humaine.

Devant le monde tel qu'il s'offre à nous, nous avons en notre humanité, d'une part, le désir de vivre, de percevoir avec nos sens, de s'ouvrir vers l'extérieur avec une volonté instinctive. D'autre part, nous avons des pensées que nos perceptions venant de l'extérieur font naître et véhiculent à l'intérieur de nous.

Au centre, là où circulent ces deux courants, il y a une région, un espace sacré, une halte propre à la création artistique. Là se trouvent la richesse de nos sentiments, notre cœur, notre respiration, nos joies et nos peines, notre paix ou nos peurs. Là vivent les ombres et les lumières de chacun. Notre personnalité se balance entre des sentiments et des goûts contraires, tentant de s'équilibrer tout le long de la vie. J'ai été comblée lorsque j'ai trouvé le *Traité des couleurs*, de Goethe, qui apporte une juste lumière à mes démarches et à mes explorations. Les indications sur la *Nature des couleurs,* de Rudolf Steiner - pour qui j'ai une gratitude infinie - furent un point tournant et unifièrent mes intérêts envers la psychologie, les thérapies et les activités artistiques.

Je peux dire que la conscience et la connaissance des mouvements, les qualités et les vertus de la couleur nous éclairent sur notre nature humaine et nous guident vers une connaissance de soi. Nous colorons sans cesse notre vie parce que chaque personne arrive sur terre avec son arc-en-ciel intérieur invisible, mais vivant. Tantôt je suis enthousiasmée et je fais vivre la chaleur en moi : le rouge devient actif. Tantôt je suis triste : le bleu sombre palpite lourdement en moi.

Les couleurs naissent de l'interaction de la lumière et des mouvements des ténèbres, que ce soit dans la nature, notre âme et nos sentiments.

La peinture à l'aquarelle est une activité qui permet, de façon fluide, l'ouverture et la dilatation de l'âme. Les échanges entre la respiration et la circulation sont rendus plus libres. Le jeu des nuances entre les couleurs claires ou plus foncées exerce une action sur nos forces de vie. Il permet un lien immédiat entre la vision et l'intimité de l'être, activant la région sacrée ouverte à la création.

Le jeu des couleurs et le rythme des surfaces diluées se marient les unes aux autres et nous sommes surpris de nos capacités de création. Les ambiances changeantes des mouvements, celles des couleurs, nous inspirent et nous révèlent des mondes connus et inconnus. La vie devient vivante et l'imagination active met en mouvement nos ombres et nos lumières intimes.

La compréhension des qualités de chaque couleur et de leur puissance illustre les forces et les polarités que chacun possède en son humanité.

Les couleurs, des cadeaux des dieux, ont quelque chose à dire. Elles parlent à l'être humain. Elles possèdent des secrets de guérison. Elles ont une âme supra sensible qui désire se lier et aimer celle humaine. L'humain n'est pas seulement un être terrestre et une combinaison d'os, de muscles et de sang, mais un être spirituel relié aux puissances et aux révélations universelles. Ces dernières lui parlent à travers les sons, les couleurs, les saisons et les règnes de la nature.

Pourquoi sommes-nous émerveillés et sentons-nous une élévation, une libération devant l'apparition de l'arc-en-ciel? Devant un bouquet de fleurs? Il s'agit là d'une expérience invisible et supra sensible. C'est un baiser de l'Univers à l'âme qui le contemple et le fait sourire.

Les couleurs sont pour l'âme et l'esprit ce que sont les aliments, l'eau et l'air pour la vie physique. Chaque couleur nous amène à vivre un état d'âme particulier et agit secrètement sur notre psychisme. L'activité artistique est un moment particulier où l'on est plus présent et attentif. Elle nous aide à révéler librement une émotion et des qualités vivant dans les couleurs.

La joie peut être éduquée et vivifiée afin de soutenir les forces vitales en nous. Même en état de maladie, ces forces sont présentes. Il est possible de mettre un baume sur une surface cristallisée, de créer une chaleur, de réchauffer ce qui est froid sur le papier. Aussi, de révéler un bleu violet, ou encore, un calme devant une situation trop lumineuse. Je peux animer les éléments : l'eau, l'air et la chaleur sur le papier. En même temps, je les bouge en moi-même permettant une ouverture, une dilatation et une vie dans mon corps et dans mes sentiments.

Si on ne percevait pas la nature avec tous ses éléments, comment pourrions-nous manifester l'art avec autant de grâce ? Si nous voulions manifester extérieurement des états d'âme comme la peine, l'enthousiasme, l'austérité ou la gaieté, quelle couleur choisirions-nous et quelle intensité lui donnerions-nous ? Nous connaissons instinctivement la réponse, mais il arrive que des habitudes et des automatismes prennent les rênes et nous guident hors du chemin désiré.

La nature profonde des couleurs est d'aller tantôt vers le côté victorieux de la lumière - où nous devenons plus actifs, plus nerveux, plus rapides (jaune-rouge-orange) - ou bien vers le côté victorieux de l'obscurité où nous devenons plus calmes, plus intériorisés, plus protecteurs (violet-bleu-vert). Nous pouvons jouer avec les richesses de l'arc-en-ciel qui vit en nous.

En connaissant ce langage entre la lumière et l'obscurité, nous avons la force magique d'éclairer ou d'obscurcir, d'animer ou de calmer, d'agacer ou de consoler, de rythmer ou d'immobiliser…, et cela, sur du papier et en nous-mêmes. C'est un chemin où je peux apprendre à me connaître, à me réveiller, à me révéler à moi-même et à m'éveiller aux contacts de l'âme d'autrui.

Si je contemple le rouge, si je peins la chaleur du cœur - en répandant sur le papier une couche généreuse de cette couleur - il s'identifie à cet éclat, à cette force vivante et je la vis en moi. Je m'unis aux ambiances, aux éléments, aux plantes, aux saisons, au froid, au chaud, aux règnes minéral, végétal et animal. Ce qui importe est de vivre cette activité en toute conscience en se concentrant sur les couleurs et les mouvements. Un orange sautillant peut désirer se reposer et se bercer dans un bleu enveloppant. Dans la vie, une personne très enjouée peut désirer la compagnie d'une personne calme et reposante. Un jaune délicat et rayonnant, souriant à un bleu, nous fait cadeau d'un vert réconfortant. L'activité artistique se joue sur le papier et à chaque jour et à chaque moment dans la vie. Notre cœur s'éclaire en stimulant des forces de santé et de liberté. En peignant, nous avons la chance de diluer ou de concentrer, d'emprisonner ou de libérer, de lier ou de délier. Cette pratique consciente agit sur nos pensées et nos émotions.

Où donc se trouve la couleur magique qu'on ne voit pas? Quelle est la couleur de l'amour? Quelle est la couleur guérissante pour moi? Pour toi? De quoi ton jaune souffre-t-il? Grâce à la pratique et à la connaissance des couleurs, mariées à la vie en nous et autour de nous, nous pouvons devenir cocréateurs de notre quotidien et en faire une œuvre d'art.

Partage sur le chant par Cécile Allemand

(Formation en chant à L'École du dévoilement de la voix, détentrice d'une maîtrise en direction de chœur de l'université de Sherbrooke; www.cecileallemand.ca)

Guérir en chantant!

La voix est un des moyens d'expression le plus direct. À travers notre voix, nous pouvons transmettre nos pensées, nos besoins, nos désirs, nos sentiments, nos émotions, etc. Généralement, quand nous parlons, il est très difficile de cacher des sentiments forts, comme par exemple la colère, la tristesse, l'angoisse, le mécontentement, la peur, ou à l'inverse, la joie, la gratitude, l'admiration et bien d'autres…

La voix reflète qui nous sommes. Elle est, en quelque sorte, l'expression audible de ce qui vit en nous dans le silence de nos pensées, de nos sentiments et de ce qui nous anime. La voix est comme une lanterne qui s'allume de l'intérieur et rayonne vers l'extérieur, en éclairant le monde. L'impulsion se forge au plus profond de nous et révèle aux autres les couleurs de notre être le plus intime.

La voix a besoin d'être entendue, comprise et aimée afin qu'un dialogue véritable puisse naître dans l'espace nous séparant les uns des autres. Les conditions requises pour ce dialogue sont tout d'abord que notre voix soit en accord avec ce qui habite en nous, soit notre grand Moi, notre essence divine. Ce grand Moi est un joyau précieux faisant de chacun de nous un être unique. Généralement, un grand nombre d'interférences nous empêchent de nous connecter à ce grand Moi et la conséquence en est une difficulté à percevoir et comprendre qui nous sommes réellement, nous rendant aveugles au sens de notre vie. Toutes ces interférences, de sources différentes, sont à l'origine des déséquilibres, maladies, troubles de comportement, problèmes relationnels, etc.

En travaillant à faire disparaître ces interférences, nous nous rapprochons de notre essence et rétablissons l'ordre dans les déséquilibres présents. Comme je le mentionnais précédemment, la voix est le moyen d'expression entre nous et les autres. Elle reflète notre vie intérieure. Plus notre voix est accordée, c'est-à-dire en lien avec qui nous sommes vraiment - en d'autres termes, notre grand Moi - plus nous pouvons vivre en harmonie avec nous-mêmes, les autres et le monde.

Prendre soin de notre voix devient alors primordial. Le chant est une des façons appropriées de le faire. Chanter peut nous aider à guérir, à grandir sur le chemin de notre vie. En chantant, nous accordons notre instrument et accédons d'une manière vivante, par le son, la mélodie et le rythme de la musique, à cet espace intérieur, unique à chacun. En chantant, nous nous rapprochons de notre humanité, de notre vérité, de la vérité universelle et c'est la raison pour laquelle chanter rend heureux.

Le travail de la voix permet d'enlever les barrières, les voiles qui nous empêchent de résonner librement dans le monde.

En nous accordant avec nous-mêmes, nous nous permettons de rencontrer le monde de manière équilibrée. Moins il y a de fausses notes dans l'espace de rencontre avec les autres, plus la mélodie est harmonieuse.

De nos jours, si nous observons la place qu'occupe le chant dans notre société, nous constatons qu'elle n'est plus la même que dans des temps plus anciens. Pour les générations passées, le chant occupait une partie plus importante de la vie quotidienne. Les gens chantaient pour les célébrations religieuses, les mariages, les fêtes, parfois même pour se donner du courage pendant les durs labeurs. Ils se retrouvaient le soir en famille, entre amis, pour « faire » de la musique et chanter ensemble. Chaque pays avait ses chants tirés du patrimoine folklorique. Dans certaines cultures, des villages entiers se rassemblaient pour danser et chanter. Les enfants chantaient à l'école, les mères chantaient des berceuses pour endormir les nourrissons, etc.

Aujourd'hui, malheureusement, le chant disparaît de plus en plus de la vie quotidienne et un phénomène nouveau apparaît pour compenser cette absence. Nous pouvons observer un nombre grandissant de chorales florissant un peu partout, réalité qui nous montre clairement le grand besoin d'une partie de la population de chanter.

La majorité des gens ne savent pas précisément pourquoi ils ressentent le besoin ou l'envie de chanter. Mais par expérience, j'ai souvent vu certains choristes arriver fatigués, parfois même déprimés et terminer la répétition l'air réjoui et débordant d'une énergie nouvelle. Certains ont partagé avec moi leur expérience en m'avouant qu'ils se sentaient très différents à la fin de la répétition. La fatigue et la déprime avaient disparu, ils étaient plus légers, énergisés et surtout heureux. Ils ne regrettaient pas d'être venus à la répétition alors que cela leur avait demandé beaucoup de courage pour sortir de chez eux ce soir-là.

Chanter dans une chorale, en plus de travailler notre voix dans une dimension individuelle, comme je l'ai décrit précédemment, apporte un élément social très important dans la vie de tout un chacun. Cette dimension sociale peut être aussi un facteur déterminant dans un processus de guérison. Bien sûr, nous pouvons trouver cette dimension sociale dans n'importe quelle autre activité de groupe. Néanmoins, ce qu'il y a de différent dans une chorale, c'est qu'en plus d'expérimenter un élément social dans le partage d'une activité commune, il y a la rencontre par la voix. Toutes les voix s'unissent pour créer une harmonie. Chaque individu doit trouver sa juste place dans cet ensemble et, tout en restant unique par la qualité propre à sa voix, il doit se joindre aux autres pour ne former qu'une seule voix. Pour ce faire, nous devons alors entrer dans un espace intense d'écoute, tendre l'oreille aux autres et trouver un espace commun où toutes les voix, tout en gardant leur unicité, se rejoignent.

Dans un même ordre d'idées, nous pouvons accéder à cet espace commun en chantant seuls, car celui-ci existe même sans la présence des autres. Il existe par lui-même, habité par le son inaudible qui est disponible pour tous. En quelque sorte, quand nous chantons, nous rendons audible, par l'intermédiaire de notre voix, ce qui vit en permanence dans l'inaudible. C'est une rencontre avec le son et elle ne peut se faire que par une écoute attentive. Chanter, en soi, est bon. Mais si en plus nous prenons conscience de l'importance d'écouter attentivement, afin de trouver cet espace commun à tous, alors nous aurons fait un pas supplémentaire vers notre grand Moi, donc vers la guérison. En effet, plus nous écoutons, plus nous nous approchons du chemin permettant à notre voix de résonner librement. Graduellement, par cette écoute attentive, nous apprenons à la libérer de l'emprise du corps physique. Ainsi, elle peut trouver sa place dans le monde. Généralement, à cause, entre autres, du stress, des émotions, de la peur, des fardeaux de la vie, etc., qui créent des tensions, notre voix reste captive de notre organisme physique. Elle est alors retenue dans son élan vers l'extérieur par toutes ces tensions d'origines diverses qui font partie intégrante de la vie. Ce sont comme des voiles qui se mettent sur son chemin, l'empêchant de chanter dans l'espace. Certaines personnes disent alors qu'elles n'ont pas de voix ou qu'elles n'ont pas une belle voix et qu'elles ne peuvent pas chanter ou ne savent pas chanter. Leurs propos correspondent à leur réalité du moment, mais dans les faits, toute personne a une voix. Mais parfois, elle est cachée derrière une multitude de voiles tissés par la vie. En entrant dans une écoute active, nous pouvons les soulever les uns après les autres. À ce moment-là, en tendant l'oreille à notre voix encore inaudible, nous créons un contact avec l'essence du son qui se trouve dans cet espace commun à tous et permettons à notre voix de traverser notre organisme sans que rien ne vienne l'arrêter dans son envolée vers l'extérieur. L'essence du son devient alors notre guide.

Pour libérer notre voix de tous ces voiles qui la retiennent captive, nous devons donc diriger notre volonté dans l'écoute. Ce faisant, en plus de dévoiler notre voix, nous libérons les tensions de notre organisme. À l'inverse, si nous dirigeons notre volonté dans la voix elle-même, nous la gardons prisonnière de notre organisme et donc, créons des tensions.

Depuis le début de cet exposé, nous avons abordé le chant en lien avec la voix, en lien avec la rencontre avec notre voix, notre grand Moi, les autres et bien sûr l'essence du son. Allons explorer un autre aspect des bienfaits du chant : la respiration.

Dans la respiration, il y a un élément d'échange et de transformation. C'est une valse entre l'intérieur et l'extérieur, un souffle nécessaire au bon équilibre de la vie humaine. Chaque respiration apporte un élan nouveau, un souffle d'espoir sur le chemin de notre existence individuelle. Encore une fois, nous retrouvons un élément d'échange, de lien entre les autres et nous.

Nous prenons l'air en nous, le transformons et le redonnons, et cela, en moyenne plus de 23 000 fois dans une journée, ce qui est énorme. Généralement, nous n'y pensons pas, car ce phénomène se produit de façon naturelle dans l'inconscient. De nos jours, la croissance des maladies reliées à la respiration nous amène à devenir de plus en plus conscients de notre respiration. Si nous mettons de côté les maladies spécifiquement reliées à la respiration, par exemple l'asthme, et que nous regardons tout simplement dans notre vie quotidienne, nous pouvons observer que notre respiration change quand nous sommes angoissés. Celle-ci se bloque, soit dans l'inspiration, soit dans l'expiration et devient irrégulière. Nous avons besoin alors de prendre de grandes inspirations et d'expirer ensuite profondément pour calmer l'angoisse.

Une respiration saine et équilibrée est primordiale pour notre forme physique, mentale et spirituelle. Une respiration harmonieuse apporte un bien-être certain.

La respiration est aussi, au-delà de ses fonctions physiologiques, l'image d'un mouvement plus vaste. C'est l'équilibre entre les moments où nous sommes dans le monde pour rencontrer les autres et ceux où nous nous retirons chez nous pour nous retrouver seuls avec nous-mêmes. Dans une conversation, la respiration se fait dans l'écoute de l'autre, l'intégration de ses paroles et la réponse que nous lui donnons, c'est-à-dire dans le dialogue. La plus grande des respirations est celle de la vie, avec la naissance et la mort. Nous inspirons en naissant et nous expirons en mourant. La vie est faite de milliers d'exemples basés sur cette réalité qu'est la respiration, et plus celle-ci est saine, plus nous pourrons vivre dans le monde de façon équilibrée.

Respirer est un perpétuel mouvement entre l'intérieur et l'extérieur, entre rentrer en nous et sortir de nous. C'est la fleur qui s'ouvre le matin et se referme le soir.

Chanter active et renforce le processus respiratoire de façon naturelle et de manière inconsciente. L'élan respiratoire devient alors le support de la mélodie, de la musique et de la voix qui l'exprime. En chantant, tout comme en parlant, nous sublimons l'air, car au-delà de sa fonction d'échange d'oxygène dans le cas de l'inspiration et de rejet du dioxyde de carbone dans le cas de l'expiration, l'air devient alors porteur de messages. Dans le cas du chant, l'inspiration nous permet de nous connecter à l'essence du son et l'essence de la musique, et l'expiration, de rendre audible, par l'intermédiaire de notre voix, la mélodie, la musique. Alors la respiration n'a pas seulement la fonction de nous garder en vie, mais elle participe à la création et apporte quelque chose au monde.

Chanter est une grande respiration et plus nous chantons, plus l'équilibre s'installe dans ce mouvement perpétuel qui va de l'intérieur vers l'extérieur et vice versa, créant un lien entre le microcosme et le macrocosme.

Chanter, c'est devenir une grande oreille qui se tend pour écouter battre le cœur de l'Univers. Chanter, c'est se connecter à notre source et la laisser résonner dans le monde.

Maintenant que nous avons exposé une partie des bienfaits que le chant peut apporter dans un processus de guérison, allons explorer de manière plus concrète les avenues qui s'offrent à nous.

Une des options est de nous inscrire à des cours particuliers donnés par un professeur de chant. Mais à mon avis, ce qui serait encore plus bénéfique serait de chanter dans un groupe ou une chorale, car l'aspect social est une aide précieuse dans l'épanouissement de la voix.

Bien sûr, l'avenue la plus accessible à tous, que je suggère d'adopter dans tous les cas, est de chanter à la maison. Nous pouvons tout simplement profiter de multiples moments dans notre journée pour chanter, par exemple sous la douche, en cuisinant, en jardinant, etc. Chanter dans notre quotidien est en soi excellent et devrait, même si nous sommes choristes, faire partie intégrante de notre vie. Je suggère aussi de prendre le temps de nous arrêter au moins une fois par jour pour porter toute notre attention sur quelques exercices spécifiques, comme par exemple ceux mentionnés plus loin dans ce texte.

Je vous invite donc à chanter, chanter et chanter! Avec les autres ou seuls; avec les mots ou pas; piano ou *forte*; l'important est de chanter!

Je terminerai mon exposé avec deux citations, l'une du poète, romancier et dramaturge espagnol Miguel de Cervantès (1547-1616) : « *Celui qui chante fait prendre la fuite à ses maux.* » L'autre du poète et romancier français Charles Louis-Philippe (1874-1909) : « *Combien j'aime la tendresse des rythmes, c'est du charme sans nom, soupirer et vivre avec les génies que fit Dieu. La création n'est belle que parce qu'on peut la chanter.* »

Exercices

Il est difficile de décrire un exercice de chant sans donner un exemple audible; cependant je vais essayer de vous y amener par des images.

Exercice 1 : commencez par chanter le son « m » en bouche fermée, en imaginant que vous humez une fleur ou quelque chose dont vous aimez particulièrement l'odeur. C'est un peu comme si vous disiez « mm », cela sent bon. Vos yeux doivent s'émerveiller et votre « m » doit être dégagé de la gorge. Essayez de lui donner un caractère chaud, doux, rond et rêveur. Vous devez imaginer le « m » résonnant de façon égale partout dans l'espace, comme si vous étiez au centre d'une salle remplie par le son.

Chantez ce « m » sur une note à votre convenance et puis sans lâcher le son, montez sur la note qui suit celle-ci. Inspirez ensuite sans vouloir volontairement prendre l'air, en ouvrant tout simplement la bouche, laissant l'air entrer naturellement. Recommencez à fredonner le même son « m » sur les deux autres notes suivantes, en montant. Quand vous arrivez sur la 5e note de la gamme, redescendez en suivant le même chemin qu'à la montée, et ce, jusqu'à la note initiale. Voir schéma 1

Shchéma 1

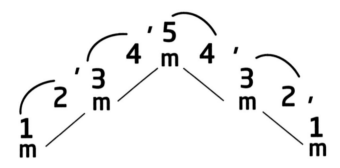

En pratiquant cet exercice, il est très important de faire le silence en soi et de tendre l'oreille afin d'entendre intérieurement le son « m » avant de le chanter.

Exercice 2 : Le deuxième exercice est similaire au premier dans la forme, mais au lieu de chanter un « m », vous allez faire un « n ». Le caractère du « n » est un peu différent. Il est plus fin, plus petit et plus froid. Même si le son résonne dans l'espace, avec le « n » nous devons donner un peu plus de direction à notre consonne : imaginez que vous voulez entrer un fil dans le chas d'une aiguille. Cette image donnera un peu plus de direction à votre sonorité.

Comme pour le « m », vous devez aussi entendre votre « n » avant de le chanter, en prêtant l'oreille attentivement.

Exercice 3 : Dans l'exercice suivant, vous allez rajouter la voyelle « o » à nos deux consonnes précédentes. Imaginez avoir devant vous quelque chose de très beau qui vous touche particulièrement et vous vous exclamez avec émerveillement en disant : « Oh ! » En chantant le « o », vous devez garder ce sentiment d'émerveillement et former clairement avec vos lèvres la forme d'un « o ». Sentez aussi une coupole au-dessus de vous qui se remplit du son « o », comme si vous étiez dans une cathédrale.

Chantez d'abord le « m » sur la note de votre choix puis passez du « m » au « o » sans interruption, sur la même note. Sans interrompre le son, montez sur la note suivante avec le « o ». Continuez ainsi l'exercice sur la même base mélodique que les premiers. Voir schéma 2.

Shchéma 2

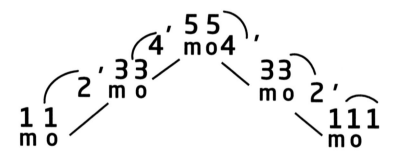

Faites ensuite le même exercice en remplaçant le « m » par le « n » placé avant le « o ».

Enfin, à tout moment de la journée, vous pouvez choisir un air, une chanson que vous aimez particulièrement et au lieu de la chanter avec le texte, chantez-là en bouche fermée sur le « m ». Cet exercice est excellent et nous permet de chanter un peu partout parce que c'est doux. Vous pouvez le faire en attendant l'autobus, en marchant, en conduisant, en magasinant, dans une salle d'attente ou quand cela vous CHANTE!

Partage sur l'écriture par Marilou Brousseau

Extraits du livre « Écrire un livre - de la conception à la publication, Marilou Brousseau et Nicole Gratton, Le Dauphin Blanc, p... 2009.

Bien des outils nous aident à trouver le chemin vers la guérison. L'écriture en est un puissant. Il permet de NOMMER, de DIRE ce qui, dans les recoins de notre être, semble vouloir ne jamais voir le jour. L'idée n'est pas d'écrire un livre (quoique cette option soit aussi possible). Il s'agit simplement de s'asseoir, dans une pièce tranquille et de laisser émerger au bout de la plume les mots salvateurs. Bien sûr, ils peuvent être douloureux, car ils logeaient dans nos zones d'ombre. Les laisser venir et les coucher sur papier est une grande expérience de libération. L'écriture permet de :

- pratiquer une forme de créativité;
- exprimer sa pensée ou ses convictions;
- partager une passion;
- transmettre des connaissances ou des expériences;
- relever un nouveau défi, se surpasser;
- rechercher la réalisation de soi;
- réaliser le rêve d'une carrière d'écrivain (s'il en est).

[…] Rappelez-vous ceci : posséder des intentions claires génère une force de réalisation plus grande qu'une simple ambition qui ne satisfait que soi-même. Il est donc primordial de sonder son dessein intérieur avant de passer aux actes.

[…] Pensons également à la notion de *résilience.* Cette idée provient de la mécanique, c'est-à-dire de la capacité d'une matière à endurer des chocs extérieurs. Avec le temps et l'évolution, elle s'est adaptée à des principes toujours plus larges tels : l'informatique et l'écologie. Récemment, le concept de résilience fut raffiné par le neurologue, psychiatre, psychanalyste et éthologue, Boris Cyrulnik[7]. Et maintenant, la résilience effectue une incursion importante dans le monde des entreprises et dans les communautés (groupes, associations, unions). N'allez pas croire que l'idée s'arrête là, qu'elle n'a plus de souffle ou d'avenues exploratoires. Tôt ou tard, un esprit intelligent apportera des éléments susceptibles d'étendre ce concept dans d'autres domaines. Tel est le principe de l'incessante évolution.

Ce qui est important de comprendre c'est que les blessures de l'être ont besoin d'un exutoire. D'une sortie. Nous avons passé des années à les enfermer dans nos obscurités intérieures. Aujourd'hui, elles ne trouvent plus la sortie pour se « dire » et se « faire entendre ». L'écriture est la parole de celui qui n'a jamais eu la chance de s'épancher sur ce qu'il vivait. Le « secret » est bien gardé. Malheureusement, un tel secret (peu importe lequel) bloque bien des énergies et empêche leur libre circulation. Si vous vous sentez fragile dans cet espace d'écriture,

---

7 Cyrulnik, Boris. *Les vilains petits canards,* Éditions Odile Jacob, 2001

demandez à quelqu'un de vous accompagner dans ce processus de « naissance ».

Dans un premier temps, installez-vous calmement devant une feuille de papier. Gardez en tête l'intention de dire tout ce qui vous vient spontanément. Puis, laissez glisser votre plume sur votre papier (ou vos doigts sur votre clavier). Ne censurez aucune pensée, ne biffez aucun écrit. Accueillez simplement en toute humilité. Il est possible qu'en raison d'années de réclusion de vos blessures, elles ne soient pas à la porte pour s'exprimer enfin. Par contre, si chaque jour, à la même heure, vous partez avec l'intention de vous dévoiler, votre inconscient captera le message et vous livrera tout doucement ses secrets. Il ne sert à rien de se brusquer ou de se faire violence. Votre être profond connaît les limites que vous vous êtes imposées durant des années, en guise de mécanisme de survie. Si vous étiez en survie à cette époque, alors pas question de vous mettre en danger dans le présent en ouvrant trop largement les valves. De toute façon, vous serez guidé vers le plus tolérable.

Lorsque vous aurez terminé votre séance d'écriture, prenez de grandes respirations et restez tranquille. Laissez émerger les émotions ou laissez celles déjà présentes dans le processus d'écriture se répandre tout doucement. Soyez bon pour vous.

N'hésitez pas, ensuite, à relaxer en écoutant une musique douce et méditative ou en prenant un bain dans lequel vous aurez versé quelques sels calmants. Imaginez-vous près de l'océan et abandonnez-vous…

Mon partage sur le pardon

Le pardon brise nos chaînes. Le pardon nous libère. Le pardon lave nos émotions négatives, souvent accompagnées du sentiment de culpabilité. Le pardon devient essentiel pour aller plus loin dans notre développement. Le pardon est la clé menant à la réalisation de soi. Pardonner aux autres. Se pardonner surtout.

Le pardon est la première pierre angulaire de toute guérison et une des plus difficiles à assumer. Durant ma maladie, je n'ai pas eu à travailler spécifiquement sur le pardon, car il y a plusieurs années je m'y suis attardée assidûment. J'ai eu à le pratiquer plusieurs fois pour des situations de jalousie, d'injustice, de pertes d'emplois… Je ne sais trop comment le pardon s'est inscrit dans ma vie, mais aujourd'hui, je peux dire que je n'éprouve aucune rancune devant les événements ou les individus qui m'ont fait du mal. Chose certaine, j'ai prié; j'ai demandé à mes Entités spirituelles de m'aider et j'ai assisté à des retraites portant sur le pardon. Il m'est venu progressivement, sans grand éclat. Puis un jour, je me suis demandé si j'avais pardonné à tous et à toutes, pour m'apercevoir qu'il restait en moi quelques petites rancunes. Je recommençai alors le processus jusqu'au moment où j'ai senti que je n'en voulais plus à personne.

Voici quelques prières puissantes sur le pardon :

Prière de Saint-François d'Assise sur le pardon

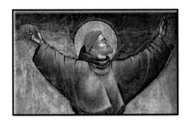

La version originale de cette PRIÈRE est la suivante :

> Seigneur, faites de moi un instrument de votre paix.
>
> Là où il y a de la haine, que je mette l'amour.
>
> Là où il y a l'offense, que je mette le pardon.
>
> Là où il y a la discorde, que je mette l'union.
>
> Là où il y a l'erreur, que je mette la vérité.
>
> Là où il y a le doute, que je mette la foi.
>
> Là où il y a le désespoir, que je mette l'espérance.
>
> Là où il y a les ténèbres, que je mette votre lumière.
>
> Là où il y a la tristesse, que je mette la joie.
>
> Ô Maître, que je ne cherche pas tant à être consolé qu'à consoler, à être compris qu'à comprendre, à être aimé qu'à aimer, car c'est en donnant qu'on reçoit, c'est en s'oubliant qu'on trouve, c'est en pardonnant qu'on est pardonné, c'est en mourant qu'on ressuscite à l'éternelle vie.
>
> *La Clochette*, n° 12, déc. 1912, p. 285.

Une autre PRIÈRE de pardon

Librement et pleinement je pardonne à (dites le nom de celui qui vous a offensé). Je le libère mentalement et spirituellement. Je pardonne complètement tout ce qui se rapporte à l'affaire en question. Je suis libre et il (elle) est libre. C'est un sentiment merveilleux. Je fête une amnistie générale et libère tous ceux qui ne m'ont jamais blessé. Je souhaite pour chacun d'eux la santé, le bonheur, la paix et toutes les bénédictions. Je le fais librement, joyeusement et avec amour et chaque fois que je pense à cette personne (aux personnes) qui m'a fait du mal, je dis : « Je vous ai libérés, que toutes les bénédictions soient à vous. Je suis libre et vous êtes libres. C'est merveilleux ! »

Une troisième PRIÈRE de pardon

De tout mon cœur, sincèrement et avec amour, je désire que la paix de Dieu remplisse l'âme de …Je souhaite qu'il soit inspiré et béni dans toutes ses voies. Je me réjouis de ce que l'amour de Dieu coule à travers ses pensées, ses paroles et ses actes. Je lui souhaite sincèrement la santé, le bonheur et toutes les bénédictions de la vie. Je lui pardonne entièrement, je le fais consciemment et subconsciemment. À présent, il est libre et je suis libre. Chaque fois que je pense à …, j'affirme silencieusement « Que Dieu soit avec lui ». Je le pense sincèrement et mon esprit subconscient qui est une machine à enregistrer, enregistre la vérité que j'affirme. Je suis pardonné d'avoir entretenu, pendant tant d'années, des pensées de haine et je suis bien résolu à ne plus en avoir… est pardonné parce que je me suis pardonné à moi-même.

PRIÈRE pour se pardonner soi-même

Je suis désolée; pardonne-moi s'il te plaît; je t'aime; merci.

Mon partage sur le "NON"

J'ai souvent rencontré des personnes rêvant de reposer corps et esprit. Pourquoi a-t-on autant de difficultés à se détendre? Est-ce dû à trop d'activités mentales et physiques? Est-ce notre incapacité à dire « non » aux demandes? A-t-on peur de dire « non » à l'autre? Ne sait-on pas comment dire « non »? Pour ma part, j'ai l'impression d'avoir plus souvent dit « non » que « oui » au cours de ma vie. On m'a souvent complimentée pour ma capacité à dire « non », même si cela m'était parfois difficile. Il est vrai qu'à l'âge de deux ans et demi, lors de la phase du « non », je m'y suis adonnée allègrement.

Pourquoi aujourd'hui ne parvenons-nous pas à dire « non »? Dire « non » aux nombreuses visites; dire « non » à ses amis; dire « non » à la sonnerie du téléphone; dire « non » à la liste de « choses à faire »; dire « non » à une action nous demandant trop d'énergie; dire « non » à une personne demandant de l'aide; dire « non » à la tentation d'ouvrir le téléviseur ou l'ordinateur...

Pourquoi, à la vie d'adulte, avons-nous perdu la capacité de dire « non » alors que durant l'enfance, il s'exprimait si librement? Pour ma part, est-ce parce que j'avais si peur de me retrouver seule si je disais « non »? Peur de ne pas être aimée? Peur qu'on m'en veuille? Peur de passer pour une égoïste - ce fameux sentiment incompris ? Peur de rester immobile, à ne rien faire ? Peur de me retrouver face à moi-même ? Peur du silence ? Peur de penser ?

Petits trucs pour s'habituer à dire « non » :

- Faire une liste de nos moments précieux où nous aimerions ne pas être dérangés, que nous soyons seuls, en couple ou en famille.

- Classer ces moments par priorité. Par exemple : « non », je ne réponds pas au téléphone lors du souper, « non » je ne touche pas à mon ordinateur avant 9 h. Pour acquérir une habitude, il est conseillé de commencer avec de petits « non » à des moments bien précis.

- Pendant un mois ou deux, s'en tenir à une priorité, puis progressivement, en ajouter une deuxième. Ainsi nous développerons peu à peu notre confiance à dire « non ». Mon plus grand défi fut de ne pas répondre au téléphone pendant les nouvelles télévisées de 18 h. Maintenant, les gens le savent et j'ai peu d'appels durant ce temps de la journée. Une fois l'habitude amorcée, je me suis retrouvée davantage en possession de moi-même. J'avais l'impression d'être maître de mon temps et de moi-même.

Alors, n'hésitez pas à suivre ces traces. Vous verrez à quel point ce chemin contribue à alléger le parcours.

Mon partage sur le "OUI"

Bien que le sujet soit important, ce chapitre sera très court, car dire « oui » est la résultante de certaines étapes bien franchies dans notre cheminement. Mes expériences m'ont amenée à dire « oui ». « Oui » à la Vie. « Oui » à la joie. « Oui » à l'amour. « Oui » à l'abondance. « Oui » à la richesse. « Oui » à la santé. « Oui » à l'amitié. « Oui » à la confiance. « Oui » à la sérénité. « Oui » à la compassion. « Oui » à la célébration… « Oui », « oui », « ouiiiiii » Je pratiquais ce « oui » auparavant, mais il se heurtait à plusieurs blocages. J'ai dû nettoyer en profondeur, guérir mon être pour qu'enfin le « oui » soit assumé pleinement. Cette étape de nettoyage est capitale. Il importe de se donner du temps et d'ouvrir graduellement vers la Vie.

Le « oui » se transforme parfois en un joyeux grelot dans la gorge. Le rire fait partie de la vie. Il est l'innocence de l'enfant, le pépiement des oiseaux, le murmure des vagues lorsqu'elles viennent se répandre sur la grève. Le rire est bon pour la santé. Impossible de demeurer malheureux, triste et taciturne quand le rire se déploie autour de nous. Il ne s'agit pas de forcer le rire, mais bien de le laisser jaillir de ce lieu profond en nous où la joie n'est ternie par aucune peur. Il est bon, parfois, de se poser la question « Ai-je ri aujourd'hui ? Ai-je souri ? Est-ce que je peux adoucir les contours de ma vie en me laissant imprégner par les douceurs du rire ? L'humour est le pilier de la joie. Il est son porte-étendard. Il est aussi important que le boire et le manger. Lorsque nous apprenons à nous aimer, à louanger notre quotidien, à partager notre bonne humeur et notre humour avec les autres, des étincelles de lumière jaillissent en un grand bouquet de bonheur. « Oui », aujourd'hui je laisse mon être se masser aux rires de la VIE.

CONCLUSION

Comme vous avez pu le lire, mon parcours a été d'une richesse autant au niveau du cœur, de l'esprit que de mon être entier. J'ai voulu partager avec vous ce segment de ma vie, car je crois sincèrement que cette expérience saura vous aider, d'une façon ou d'une autre, dans votre propre cheminement. Mon évolution n'a pas commencé avec l'apparition du cancer. Elle était déjà en marche grâce aux multiples personnes rencontrées au hasard de ma vie et aux expériences que j'ai vécues avec elles. Certes, retrouver la source en moi n'a pas débuté à ce moment-là. Par contre, mon séjour au Camp Etna a été déterminant pour la suite de mon parcours. Bien sûr, l'annonce d'un diagnostic pouvant mettre en jeu la vie elle-même n'est pas un heureux moment. Mais une fois le choc passé, moi je sais que nous avons le pouvoir et le potentiel d'accomplir un grand cheminement intérieur et pour certains, voire même une guérison. En ce sens, il importe d'accepter ce que la Vie nous réserve, de décoder les indices et les personnes qu'elle met sur notre chemin afin de nous donner le coup de pouce nécessaire pour notre avancement.

Avec le recul, je m'aperçois que j'ai fait preuve d'ouverture. Pourquoi ? Parce que j'ai « accepté » d'être accompagnée non seulement au plan terrestre, mais aussi dans une dimension supérieure. Des êtres « invisibles » m'ont offert des cadeaux que l'on ne peut accueillir qu'en acceptant d'entrer dans une grande humilité devant le mystère de la Vie. L'état de grâce dans lequel je me suis retrouvée m'a permis de m'unir à la beauté… la vraie. Comment ne pas verser dans une immense gratitude envers ces entités qui, dans le plus grand altruisme, permettent à la vie de circuler dans nos veines, trop souvent obstruées par nos toxines intérieures : pensées erronées, émotions déséquilibrées, jugements, absences de compassion, petitesses, manquements humains et j'en passe…

La gratitude, ne l'oublions jamais, est la base même de l'amour dans lequel nos cellules prennent leur ressourcement. Un véritable dialogue s'engage entre elles, permettant la fonte de nos peurs et de nos résistances… Comment être dans la gratitude lorsque nous errons dans la peur ? Les deux ne peuvent cohabiter. Il s'agit donc de déterminer à qui nous avons envie d'offrir notre précieux temps. La gratitude, dans son sillage, entraîne le geste du don. Les deux, conjugués au présent, sont de véritables élans d'amour envers soi et envers l'autre. L'amour ne peut se donner en sens unique. Il est. Il existe. Il pénètre TOUT : moi, l'autre, nous. C'est un échange. Un partage. Un véritable cadeau. D'ailleurs, demandons-nous le plus souvent possible : « Qu'est-ce que je veux donner aujourd'hui ? »

La gratitude et le don sont aussi synonymes de JOIE. La joie, celle qui brille comme un joyau en nous - mais qu'on éteint souvent par nos noirceurs et nos craintes - ne demande, tel un Phoenix, qu'à renaître et se répandre dans toutes les sphères de notre vie.

La joie, c'est la magie que l'on voit briller dans les yeux des enfants heureux. La joie, c'est la magie de ceux qui ont retrouvé leur centre intérieur et qui, sans aucun effort, le laisse rayonner autour d'eux.

Je sais, la magie est un mot souvent utilisé à toutes les sauces. Ici, il s'agit surtout du monde du ré-enchantement, du cœur pur, du désir de transformer. Mettre de la magie dans sa vie, c'est s'offrir et offrir aux autres des pépites de bonheur. Quand on traverse une période de souffrances, qu'elles soient grandes ou petites, il importe de « s'abandonner » et de « lâcher prise » avec une grande souplesse. Nous ne sommes jamais seuls sur le sentier balisé pour nous. Ainsi, une détente se produit en soi et dans l'invisible, permettant l'ouverture nécessaire pour que les bienfaits viennent à nous, que ce soit par l'intermédiaire d'entités lumineuses, d'un livre important, d'une personne guide, d'une autre guérisseuse… Résister, se replier sur soi-même peut nous empêcher de voir les perles semées sur notre route menant vers la paix du cœur.

Dans ce parcours vers soi, la confiance est primordiale. Évidemment, des événements de notre vie peuvent nous avoir rendus méfiants. Cela est indéniable. Les exercices que je vous ai proposés dans ce livre ont pour but de vous aider à diminuer, au moins un peu, la garde, cette garde qui nous laisse dans des retranchements malheureux. Les exercices corporels, le silence, l'intériorisation, la méditation, la communication avec des guides (physiques, spirituels ou de dimensions invisibles) sont le passeport, que dis-je, LE passeport vers un mieux-être sur tous les plans.

Voici comment je me sens, aujourd'hui :

- Je suis en paix avec la question de l'argent;
- Je me donne du temps pour accomplir mes tâches, mes activités et mes projets;
- Je développe la patience;
- Mon ego s'efface de plus en plus;
- Je fais confiance à la Vie tout en restant alerte;
- Je ralentis mon rythme;
- J'accueille avec plaisir le silence;
- Je me sens comblée intérieurement (seule ou avec d'autres);
- Je suis sereine;
- Je suis plus heureuse;
- Je goûte davantage la vie;
- Je suis responsable de mes choix;
- Ma souffrance psychique est moindre;
- Je suis libérée;
- Je suis libre;
- Je m'aperçois jusqu'à quel point la Vie est parfaite;
- Que sera, sera…

Depuis ma découverte du Camp Etna et mon séjour en ce lieu privilégié, je suis à même de vérifier qu'une partie importante de mes souffrances, la complexité de ma vie, mes choix orientés vers les chemins difficiles sont choses du passé. Elles ne sont plus là. Je regarde uniquement vers l'avant et cet avant représente le présent. Il est clair, limpide, léger et facile.

Plusieurs changements sont survenus suite à cette période intensive de croissance :

- Au plan professionnel, j'ai trouvé un associé honnête, travailleur, gentil, une belle âme quoi!
- Au plan monétaire, je reçois tout ce dont j'ai besoin au moment voulu;
- Au plan physique, ma santé et mon énergie s'améliorent progressivement;
- Au plan spirituel, je continue d'avancer sur les sentiers de la sagesse; ma mission est claire;
- Au plan environnemental, je vis dans un lieu serein, entouré des beautés de la nature.

Cet ouvrage est le résultat concret de cette année d'approfondissement. Mon projet de le mener à bon port s'est réalisé. J'ai écrit ce livre sous l'inspiration. Il représente maintenant une part importante de ma mission. Comme je le disais en introduction, les mots cherchaient à s'étendre sur le papier. J'ai mené cet exercice pour aider toute personne aux prises avec des souffrances physiques. Je l'ai écrit aussi pour moi, ce livre. Il m'a aidée à me souvenir de mon passé, à réfléchir sur ma vie, à poursuivre mon développement et à accélérer ma croissance. Les méthodes proposées sont simples, accessibles, faciles à utiliser. Il ne suffit pas de parler ou de converser. L'agir sur le physique, le mental, les émotions est primordial.

Je me sens maintenant à ma place, à tous les points de vue. La métamorphose est réalisée. Mon cœur est ouvert. Je suis heureuse. J'ai mûri. Désormais tout est possible. Je suis la capitaine de mon bateau. Je me tiens droite, à la proue, prête à livrer le meilleur de moi-même pour remplir la mission qui m'a été confiée. Cette maladie m'a amenée à rencontrer ce qu'il y a de plus profond en moi.

Quand tout notre être converge vers son centre, nous pouvons espérer de la magie dans l'air. J'ai été particulièrement influencée par ce mot « magie », car plusieurs personnes m'ont fait remarquer jusqu'à quel point j'ai été bénie pendant toute cette période, moi-même me sentant portée sur un tapis magique. Comment, en six mois, recevoir un diagnostic de cancer, subir une intervention chirurgicale, vivre un camp de guérison, rechercher un nouveau logis, déménager et m'installer, recevoir une radiothérapie pendant quatre semaines, vivre deux deuils, tout cela en poursuivant l'écriture de ce livre et mon travail de consultante en affaires ? Si cela n'est pas une grâce ou de la magie, alors c'est quoi ?

Cette magie, je veux la partager par des ateliers et des camps de guérison portant spécifiquement sur les divers moyens de retour à la santé. Les personnes y seront amenées à travailler sur elles-mêmes, à acquérir des connaissances, mais surtout de bonnes habitudes. Cette démarche, je veux également la poursuivre et la proposer dans un contexte de croisière prosanté. Un voyage est le moment privilégié par excellence pour s'offrir un espace où l'eau, le ciel, le calme et une nourriture santé sont au rendez-vous; voilà des éléments vers la guérison. Ma mission est d'aider les personnes affectées par la maladie. Je désire les aider à guérir. Je leur propose un cadre permettant le partage autant de leur parcours que du mien.

Je veux que la magie continue et se transmettre d'une personne à une autre.

L'inquiétude est inutile.

L'abandon mène à la sécurité.

www.lamagiedelepreuve.com

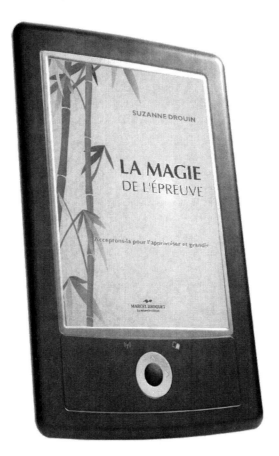

Aussi disponible en version numérique

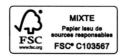

Cet ouvrage, composé en Adobe Garamond Pro et Neo Sans,
fut achevé d'imprimer au Canada
en février deux mille quinze
pour le compte
de Marcel Broquet Éditeur